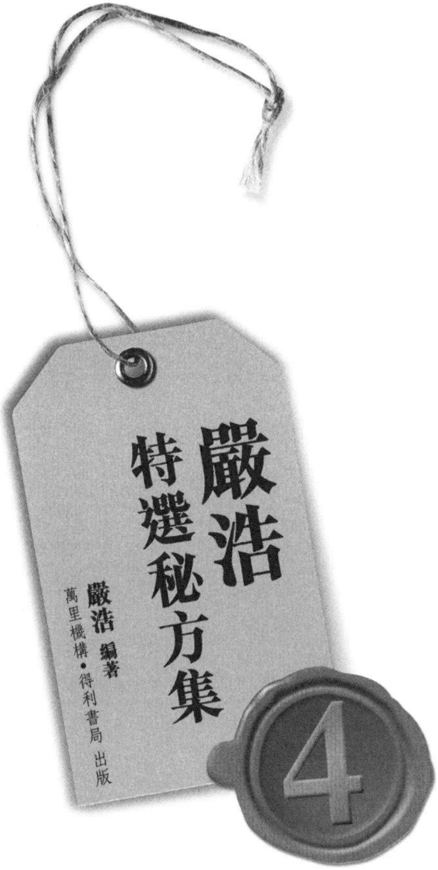

嚴浩特選秘方集

4

嚴浩 編著

萬里機構・得利書局 出版

自序

最近十年我聽見一種理論，説中藥不如從前有效了，原因：土壤、水、環境都不一樣了，所以種出來的植物也變了質。我一直都覺得這個説法很有道理，大環境污染了，從土裏跑出來的東西還會是一樣嗎？這幾年我開始注意養生，在《蘋果》和《爽報》提供的平台上每天和上百萬的讀者交流經驗，我發現「中藥不如從前有效」的原因除了大環境的污染，更重要的，是人們肚皮中所受到的飲食污染，是人類有歷史以來最嚴重的，同時人們對飲食的放縱，是已經把醉生夢死視為常態。我在專欄中介紹的食療都是經過實戰考驗的，有些食療要求嚴格的戒口，比如癌症和濕疹，癌症必須戒肉。濕疹其實比癌症更需要戒口，而且覆蓋的食物種類更多。兩者都需要有規律的起居休息，但我還是收到一封又一封的來信，問不戒口可不可以？吃宵夜可不可以？不吃肉喝肉湯可不可以？這裡有一個比喻，有一個人一天到晚、一年四季都喊冷，中、西醫看了個遍，甚麼藥都治不好，原來他坐在一個冰山上。這也可以解釋，為甚麼中、西醫可以為病人做的事其實不多。想一想，一個人一年可以看幾次醫生？同時，一個人每天吃進去不應該吃的食物可以有幾次？不先離開冰山而想身體暖和起來，有可能嗎？

百分之九十的病會自己好起來！吃對了，身體就好了，調整飲食是健康的開始，是一切養生的開始，也是我們分享經驗的內容。

目錄

第一章

痛症：偏頭痛、關節痛、筋腱炎

治偏頭痛偏方：糖漿、中醫藥湯、款冬花水、款冬花營養補充品、紙袋蓋臉呼吸、卡宴胡椒、蘋果醋。

「百合瘦肉湯」治痛風：在痛風發作的時候，應該每星期喝「百合瘦肉湯」三次。

便秘令坐骨神經痛：「他之前有坐骨神經痛的，坐下了不敢起身，起身不敢坐，因為一動就好痛。他吃了三日後，已經開始好好多，現在完全好了。」

花椒治彈弓手：在兩頓飯中間，放五、六粒花椒在舌頭底下，含軟了以後，慢慢嚼爛，花椒汁與吐沫結合後吞下。

腳底筋膜炎偏方：只要有時間，如看報紙、電視時，翹起腳尖用腳跟輕輕敲地，每天兩三百下。

治偏頭痛偏方（一）

我不斷接到來信，問偏頭痛有甚麼偏方，不知道為甚麼，最近幾天更是頻繁。

有時候連續幾天都有。我本來正在放假，但讀者來信中所描寫的痛苦實在叫人不忍。我整理了一些資料，以下是不同的偏方療法，希望能幫到有需要的人。先說簡單的，如果無效，再試其他的。

一，糖漿：去比較好的超市買加拿大有機楓葉糖漿，有案例顯示，患者直接服用一湯匙，十分鐘左右偏頭痛就停了。女性經期時偏頭痛，有患者早上服用兩湯匙，帶去辦公室，日中再先後服用各一次，頭痛消失。

簡單偏頭痛偏方：糖漿、中醫藥湯、款冬花水、款冬花營養補充品、紙袋蓋臉呼吸。

二，中藥：天麻十五克，雞血藤三十克，款冬花三十克，全蠍十克，白鮮皮五十克。一天一劑，藥渣翻煲，一劑分兩次，一早一晚，三到六劑，可以斷尾。

三，款冬花十克放在保溫杯中，用滾水泡半小時，隨意加有機楓葉糖漿當茶喝。

四，在兩大連鎖藥房問「款冬花」（butterbur）的營養補充品，按照標籤上的指示服食。

五，紙袋：在頭痛之初，用紙袋覆蓋住臉，只讓很少的空氣進來，在紙袋中呼吸，堅持十到二十分鐘。開始會好像沒甚麼效果，但頭痛不會再加重。這是急救室的醫生教的。

偏頭痛有西藥，但不治本。偏頭痛也有多種起因，建議多試試不同的方法，總會有一種方法適合自己的。

治偏頭痛偏方（二）

辣椒粉——卡宴胡椒。卡宴胡椒是從cayenne pepper翻譯過來的，它不是胡椒，其實是一種辣椒的粉的名字，是老外治偏頭痛的偏方。

不止是老中不耐煩化學西藥，老番自己也不願意吃，寧可返璞歸真，重新在大自然中盡可能地找治療的方法。畢竟，人是上帝做的，上帝在大自然中，也早就佈置了治療自己子民的藥材，這是一個淺可易見的道理。案例分享：半湯匙卡宴胡椒沖一杯滾水，趁熱喝下，偏頭痛在幾分鐘內消失。卡宴胡椒對心臟病患者也有救命的效果，原因是，卡宴胡椒可以立時擴張血管。用卡宴胡椒治偏頭痛，在國外已經有幾代人的傳統。另外一種服用方法，是把一小撮卡宴胡椒直接放在舌頭尖上，也有人放在舌頭低下，偏頭痛同樣幾分鐘內就消失。

偏頭痛的成因多過一種，其一是消化不良，或者吃了不適合自己身體的食物。建議注意飲食，也注意一下有那一種食物不利自己。有讀者說已經吃得很清淡，應該不是飲食引起。問題是有的中國人連吃米都過敏，所以不要太輕心。食物在腸胃中發酵的時候，會在身體中產生氣體，如果身體對某一類食物過敏，氣體現象更嚴重，就成為一些人的偏頭痛成因，把這個現象和吃進肚子中的食物聯繫起來，就找到了不利自己身體食物的線索，比如豆類食品，包括豆漿，很可能就是病源；在飯後吃水果，水果比吃在它前面的食物都發酵得快，呆在胃中的時候便產生氣體，這樣也可能是病源。所以水果不應該在飯後吃，要在飯前吃。

蘋果醋——蘋果醋在超市有賣，兩湯匙蘋果醋混入一杯新鮮蘋果汁、或者開水中。似乎蘋果醋對因為經期而帶來的頭痛、水腫比較有效，也很提神。七十年代時，蘋果醋在西方是十分流行的健康飲品。

這種小白菊花老外把它叫做「feverfew」，老外用它的提取物做成丸子(丸仔)。有案例顯示，長期吃，可以使偏頭痛不再復發。

治偏頭痛偏方(三)

我們老中對杭菊都非常熟悉，就是那種白色的小菊花，我們只知道杭菊可以泡茶，竟然忽略了小白菊的一個重要功能：治偏頭痛！

中醫説，偏頭痛是從痰濕引起，而杭菊正好是幫我們清理痰濕的高手，只是這個東西太常見了，因為常見所以就不珍惜。案例顯示：患者偏頭痛發作的時候，視力模糊，頭痛欲裂，惡心想嘔吐。以上症狀是「真正的」偏頭痛病徵。有些患者的頭痛可能不是所謂「真正的」偏頭痛，但前兩篇介紹的方法，大概已經把各種真假偏頭痛的治療方法都包括在內了。杭菊泡水每天喝，特別是在偏頭痛發作之前，長期當成每天的茶水。

杭菊治偏頭痛有效，中醫和老外都異口同聲。當然老外用的不是杭菊，而是普通的小白菊花，這種小白菊花老外把它叫做feverfew，老外用它的提取物做成丸子（丸仔）。有案例顯示，長期吃，可以使偏頭痛不再復發。老番的經驗說，這個偏方適合典型的偏頭痛患者，就是在發作的時候，有視力模糊，頭痛欲裂，惡心想嘔吐的病徵者，有效率是百分之九十。在香港，可以去藥房賣營養補充品的貨架上找「feverfew」丸仔。我的建議是，在國外不容易找到小白菊花，所以只好服用丸子，但在香港，杭白菊隨便可以買到，就沒有必要服用人工提煉的白菊精了。尤其是要長期吃，天然的當然最好。服用丸仔的經驗，是隔天服食兩粒，服用天然杭白菊泡滾水。如果擔心每天服用會太多，也可以試試每服用三、四天停一天。不過不論丸仔還是天然杭白菊，建議先每天服用，吃足一、兩個星期以後才減少。

中醫說，杭白菊對高血壓、急性結膜炎都同時有用。

偏頭痛用肉桂粉

西醫將偏頭痛稱做血管性頭痛。偏頭痛會不會遺傳？

根據一位讀者的來信：「偏頭痛就是來自媽媽，媽媽則是遺傳自外婆，外婆在八十歲時還在痛。」八成以上偏頭痛患者的血小板特別容易凝聚，而血小板的凝聚，與五羥色胺（5-HTP）有關，甚麼叫五羥色胺？我們的神經系統需要五羥色胺傳達訊息，但當這種物質太濃的時候，偏頭痛就來了。如果偏頭痛有來自遺傳，可能就是來自於血液中這種基因。

中國與外國的民間療法中，都提到薑和辣椒有助舒緩偏頭痛，原因是明顯的。這兩種植物都很辣，辣有助血管擴張，血液順利通過血

薑和辣椒……這兩種植物都很辣，辣有助血管擴張，血液順利通過血管，偏頭痛也就沒有了：不通則痛，通則不痛。

管，偏頭痛也就沒有了：不通則痛，通則不痛。

還有一個方法：蜂蜜加肉桂粉。做法：肉桂粉半茶匙，蜜糖一湯匙，攪拌混合之後，加入溫水。建議用生的蕎麥蜜，有很高的治療作用，生的蕎麥蜜和肉桂粉在香港心腦保健會有。每天早上空肚喝一杯，下午三、四點一杯，晚上飯後一杯，這一杯的水可以少一點。這個食療對胃氣、腸氣和胃潰瘍也有效，可減少胃酸、幫助食物消化，治胃痛。

食物在腸胃中會產生氣體，這也是偏頭痛的成因。肉桂是溫熱的，蜜糖是潤的，這兩種食物的配合可以治很多病，譬如擴張血管、治胃氣，所以對偏頭痛也會有作用。

偏頭痛的患者要注意保暖，不要被冷氣吹頭。香港的冷氣非常恐怖，是世界之首，建議經常帶一幅圍巾在身邊，擋住頭、後頸、關節。在痛起來的時候，還可以用熱水泡手。市面有一種暖手器，可以隨身帶。

頸椎病頭痛

讀者Janet Chu來信：「我跟我先生都長期頭痛。」

「我多數是經期前同悶熱潮濕天氣會頭痛，而先生是壓力性頭痛。前幾年在媽媽提醒下，知道寬筋藤這藥材。網上一查，看到有頸椎病頭痛一項，跟我先生的病頗吻合。」

頸椎病頭痛，因頸椎病所致頭痛，可以伴有頸肩部痛、雙手麻痹、頭暈等症狀，此為督脈受損、經絡痹阻所致。

「先生的頸椎病，都是職業所致，長時間看電腦、講電話，坐姿不好。我先生試了以下食療，發現效果很好，而價錢相當經濟，才十多

我先生試了以下食療，發現效果很好，而價錢相當經濟，才十多塊錢港幣一劑。

塊錢港幣一劑。這個頸椎病頭痛食療是多年前在蘋果日報刊登出來的。」

處方：葛根舒筋湯

藥物：葛根三十克、桂枝六克、白芍十五克、寬筋藤三十克

煎法：以上藥物放於藥煲中以五碗水先浸三十分鐘，猛火煲滾後轉慢火續煲三十分鐘至一碗水，倒出頭煎藥液後，再加三碗水翻煲成一碗。兩次的藥液混在一起。

服法：早晚各一碗，每周三次。

「現今大部份人都長期用電腦，又玩手機，加上公司冷氣大，頸部外露很容易受寒，頸椎問題無可避免。我覺得很多人的頭痛沒有對症下藥，以前我都有用川芎、白芷、天麻燉魚頭，但發現成效不大，原因根本不是有頭風。希望幫到大家！」

非常感謝Janet的分享！

治風濕二妙散

這是個內服的方，可以治療風濕、關節炎、腰痛、腿痛、風濕性關節炎。

三味食材的準備方法：

一，黃柏（有清熱、祛濕、解燥、消炎、消腫的功用）乾炒一兩分鐘。

二，蒼朮（入脾、胃經、保肝利膽、去燥濕、健脾、祛濕），用淘米水浸一晚，焗爐烘乾，用七十度烘大約半小時，半小時後拿出來看看。如果沒有乾，再乾炒一兩分鐘。沒有焗爐，可以曬乾，唯獨不可以用微波爐。微波爐是有機殺手，會把一切營養和有機細胞殺掉。這兩味藥都有輔助陽氣的作用，自己製過以後，用攪拌機打成粉，密封在玻璃瓶中，待用。

這是一個古方，出自《丹溪心法》二妙散，即《世醫得效方》蒼朮散。

三，新鮮黃薑，在市場上可以買到。

服用方法：

一，準備好一大湯匙黃薑蓉，可以放進湯袋中。

二，用平平二湯匙藥粉，加七分水（大半碗水），加入黃薑薑蓉，三樣材料隔火燉十五分鐘。這是一次的份量。一日三次，早午晚。

如果有外感、風寒，加一湯匙黃酒（紹興酒）一起燉。如果能喝酒者，可以在燉好以後才加酒。

這是一個古方，出自《丹溪心法》二妙散，即《世醫得效方》蒼朮散。本來沒有服用細節，我請教天師伍啟天。這位大師是一個人肉電腦，我一說這個方，他馬上知道出處，然後就把服用的方法細細與大家分享，非常感謝天師！

藏紅花有假的，去有信譽的藥房買。藏紅花泡出來的水是金黃色的。如果是紅色的便是假的。

二妙散加強版

有的患者關節腫痛，患處皮膚用手摸會感覺燙，手指碰一碰更痛，可以試一試這個方子：

防風、赤芍、威靈仙、牛膝、甘草各十克，黃柏十二克，蒼朮、薏苡仁各十五克，加水過藥面，大火煲滾後轉小火，再煲約十五分鐘，倒出湯藥，應該有大約一飯碗。翻渣再煲，同樣水過藥面，用一樣的方法再煲一次。將兩次煲的湯藥混在一起，應該有兩飯碗，分兩碗，早晚一次。喝的時候要加熱，不能喝冷藥，飯後半小時喝。藥渣不要倒，另外用花椒五十克與藥渣一起加兩升水煲滾，大火煲十分鐘，倒在一個高桶裏，泡腳。另外一條方就是「二妙散」：黃柏、蒼朮，黃薑湯。建議先用「二妙散」，連續用大半個月。如果無效，再用上述的湯。在這個湯藥基礎上有個加強版。以下是一套完整的關節痛自我療法。

一、準備一個保溫杯，隔夜用三條藏紅花泡滾水，把藏紅花悶在保溫杯裏一夜，這是起身後喝的第一杯水。不用一次喝完，一水杯就夠了，大約有二百五十毫升，剩下的在一天中喝完。建議同時做飲水提肛法。

二，早飯，吃十穀米，混入兩湯匙冷榨椰子油，或者兩湯匙椰子油混MCT油。比例是一份MCT油加入四份之三的椰子油。

三，半小時後，喝湯藥。

四，中飯時，也混入兩湯匙冷榨椰子油，或者兩湯匙椰子油混MCT油。MCT油多一些（六成），椰子油少一些（四成）。

藏紅花有假的，去有信譽的藥房買。藏紅花泡出來的水是金黃色的。如果是紅色的便是假的。這東西比較貴，但買一克可以用很久。經期時和孕婦不可以喝藏紅花，但是如果在經期前則大有幫助。經常容易有口腔潰瘍的（生痱滋）不要喝藏紅花。一條藏紅花有多大？大約等於從一隻纖細的小手上剪下一條手指甲，三條這樣的藏紅花通經活絡、促進脾胃中的血液循環，有不可思議的功效。可以逐漸用到十條。不要買錯了紅花，紅花不值錢。

「一個月後，他找了一個長周末冒險測試這食療的功效……
接下來十多年，他堅持每星期飲用這湯，沒有戒口。」

「百合瘦肉湯」治痛風（上）

痛風是都市流行病，原因沒啥，只為吃得太好、喝得太香、煙也抽得太多了。人吃食物，食物也吃人，只是時間未到。

我們《浮城》電影劇組才幾十人，痛風患者便有好幾個，上網看一看，居然很容易就找到幾位痛風名人，行政長官曾蔭權每天要吃三粒藥丸控制病情；全國政協兼瑞安集團主席羅康瑞在北京參加政協會議時病發，要人從香港急送藥物上京；立法會議員李柱銘病發時要撐枴杖出入立法會，使用傷殘人士洗手間。專家說，痛風不可以根治，但是有一位《蘋果》讀者Kit和大家分享的良方，有可能從此改變痛風病人依靠藥物的命運。

讀者Kit來信：「當年才三十出頭的五哥患上此症。我見證他只是食了一粒小花生米或一小片豆腐，個多小時後馬上手腳腫脹，不能下地，連水杯也拿不起，要啜飲管。就是薄紙一張落在他的腳上，他也痛得掉淚。他有戒口，比出家人更嚴，甚至漸漸抗拒飲食，因為害怕食物讓他受苦。鄰居介紹食用鮮百合煲瘦肉，每星期一次。」

「一個月後，他找了一個長周末冒險測試這食療的功效，他早上吃了一粒花生和一小片豆腐，坐在家中靜待病發，家母亦嚴陣以待。出奇了，一天過去，甚麼事情也沒有發生！接下來十多年，他堅持每星期飲用這湯，沒有戒口。當然，量要節制，也再未為此症求醫吃藥了。」

「百合瘦肉湯」治痛風（下）

「這幾年，我另外四位兄長也有這症狀，他們亦是每星期飲用此湯一次，至今相安無事，不用戒口。老爸沒有此病，但是，他也按平常湯水跟着喝，未有發現任何負面效果。」

非常感謝Kit的分享！Kit的分享將會利益數不盡有需要的人，功德無量。

來信沒有用料的份量，我請教天師，他這樣建議：鮮百合四個，在超市有賣；瘦肉二兩、切粒、汆水，就是把肉放在冷水中，水一煲滾就熄火，水倒掉，這樣可以減少肉中的嘌呤。瘦肉、百合用五碗水煲一個半小時，煲剩一碗左右，一次喝掉。

在痛風發作的時候，應該每星期喝「百合瘦肉湯」三次。

我和天師在電話中討論這個食療的時候，他的身邊有一位男士正好是痛風患者，可見痛風患者處處可見。這位朋友腿上關節紅腫，兩個多月來吃中、西藥也沒有效果。第二天，他才吃了這個「百合瘦肉湯」一次。一個晚上後，關節紅腫已經消退。這是發生在我身邊的事。

天師建議，在痛風發作的時候，應該每星期喝「百合瘦肉湯」三次。在完全控制以後，才從第二個星期改為每星期一次。以後就好像Kit的哥哥一樣，堅持每星期飲用這湯。Kit的哥哥沒有戒口，但Kit強調，雖然沒有戒口，但量要節制。

切記！上天給我們一個擺脫痛苦的機會，我們自己不珍惜，不會有第二次的。

椎間盤老化之後便破裂，這個病無藥可治，只能做一個特別姿勢的運動。

「椎間盤突出」療法（上）

人類的腰骨很脆弱，一不小心，提拿重東西的時候便受傷，提拿重東西的時候，要注意把重心和受力點放在大腿上。

我有一位好朋友想從汽車的行李箱中搬一個汽車電池出來，這東西非常重，他彎着腰使力搬，受力點全在腰上。汽車電池搬出來以後，他也付出了沉重的代價：他的腰傷了，從此以後不能正常走路。這件事發生在四十年前，四十年來，看了無數中西醫生，再也無法恢復正常。

受傷的過程只是幾秒鐘，傷殘是一輩子的，所以提拿重東西的時候，永遠不能大意，搬以前，要換着試幾個不同的姿勢，琢磨受力點是在腰上還是在大腿上，肯定在大腿上以後才發力。常坐辦公室的人，腰一樣容易得病，這個病叫椎間盤老化，老化之後便破裂，這個病無藥可治，只能做一個特別姿勢的運動。

脊椎的節與節之間的「軟墊」叫椎間盤，它柔軟有彈性，在人體活動時起緩衝外力的作用。椎間盤的周圍是肌肉和韌帶，它們像軟盾牌一樣，保護着椎間盤，時間久了，椎間盤周圍的肌肉和韌帶在外力作用下變得越來越脆弱，唇亡齒寒，椎間盤就會老化、破裂。椎間盤突出是椎間盤病中較輕的一種，但也無法通過吃藥治好。經常弓着腰坐辦公室，腰部血液循環不好，加上冷氣、寒濕，也有機會患上椎間盤突出。

鄭州有一位記者劉先生把他治好椎間盤突出的經驗與大家分享。他腰痛五個多月，症狀越來越重，醫生教他做一個特定動作，叫「小燕飛」，這個動作可以鍛練椎間盤周圍的肌肉和韌帶，從而讓椎間盤逐漸回復原位。跑步、舉重、騎車等運動只能使四肢強壯，無法運動到腰背、頸部的肌肉和韌帶，而「小燕飛」，既可鍛練腰背，又可鍛練頸部。

「椎間盤突出」療法（下）

小燕飛 • 站姿

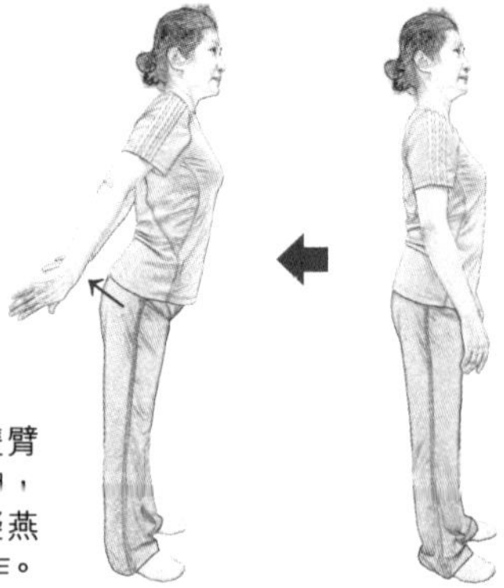

直立，肩向後平移，雙臂輕輕向後，雙于掌平伸，掌心相對或向後，模擬燕子俯衝時收起翅膀的動作。

有以下的病例：患者腰椎間盤有問題，一邊膨脹出，一邊突出，醫生建議病人做「小燕飛」。做的過程中，腰痛症狀慢慢減輕，但所謂病去如抽絲，這個過程需要耐心。

待到三個月過去，腰痛的症狀消失，九個月後再照X光，原來突出和膨脹出的椎間盤回到了原位，症狀沒了，做掃描檢查也正常了，而這全是「小燕飛」的功勞。醫生說，「小燕飛」作為鍛練頸椎和腰椎的重要方法，勝於吃藥。「小燕飛」動作分兩種，一種是站立姿勢下的「小燕飛」，一種是俯臥在床上做的「小燕飛」。「小燕飛」治「椎間盤突出」的方法如下。

一、站姿：小燕飛站立姿勢：肩向後平移，雙臂輕輕向後，

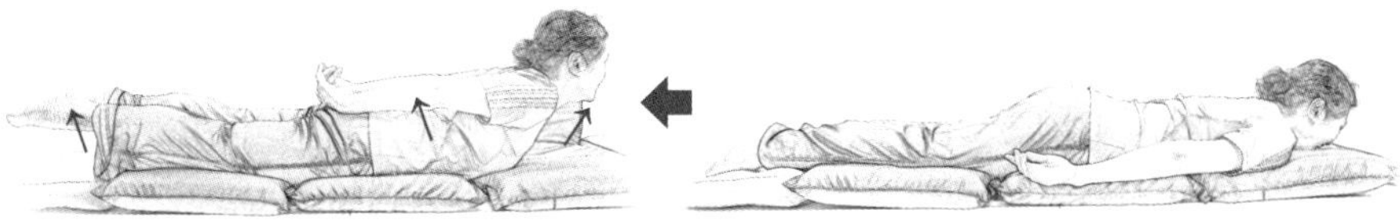

俯臥，臉部朝下，雙臂以肩關節為支撐點，輕輕抬起，手臂向上的同時輕輕抬頭，雙肩向後向上收起。同時，雙腳輕輕抬起，腰底部肌肉收縮。

雙手掌平伸，掌心相對或向後，模擬燕子俯衝時收起翅膀的動作。以腰底部為中心輕輕向前，從側面看略有點「挺肚子」的感覺。每天早晚各一次，每次五十下。

二、俯臥式：在硬床上，取俯臥位，臉部朝下，雙臂以肩關節為支撐點，輕輕抬起，手臂向上的同時輕輕抬頭，雙肩向後向上收起（肩胛骨收縮）。與此同時，雙腳輕輕抬起，腰底部肌肉收縮，盡量讓肋骨和腹部支撐身體，持續三至五秒，然後放鬆肌肉，四肢和頭部回歸原位休息三至五秒再做。每天做三十至五十下。剛開始時，可先做十至二十下，逐漸增加。

貴在堅持。小燕飛動作不難，難在每天都做，但即使很忙，任何人都能在辦公室抽出點時間做。沒有椎間盤病時，也可以做「小燕飛」，每天三十下就夠了，一輩子不會得椎間盤病。有人建議，可以睡前在床上做，這樣就不會忘記。為甚麼不在看電視的時候做呢？站起來飛一下，總比做「沙發薯仔」好。

走的時候，後腿的膝蓋部位要伸直，後腿往前走的時候，要盡量邁大步。

「象行」治坐骨神經痛

我的腰椎長了骨刺，很多年了，我也不理它，不知道甚麼時候，又多了一個毛病——坐骨神經痛。這個病，相信很多坐辦公室的朋友都不會陌生吧。

我身上這兩個毛病不算嚴重，但有時候會令腰、臀部上的筋、大腿後面的筋痠痛，有時候會從腰椎痠痲到腳趾。

有關骨刺，在《嚴浩特選秘方集》中有個良方，不少讀者用過後都告訴我有用。但因為不嚴重，我自己比較喜歡用不吃藥的方法去調理，其中運動很重要，要找一些可以運動到腰部的動作，我對付坐骨神經痛也一樣。

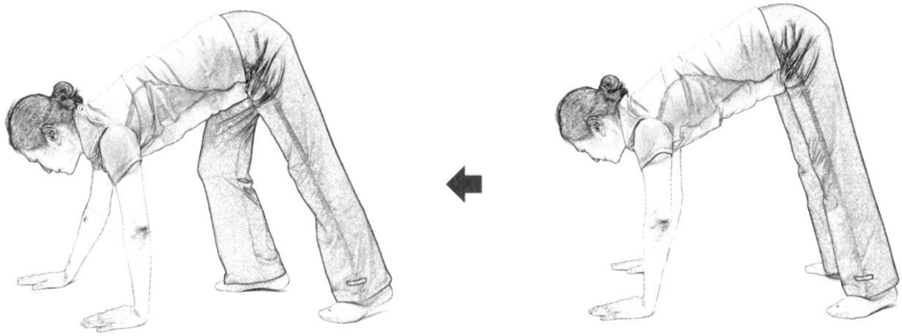

象行，學象一樣四肢走路。走的時候，後腿的膝蓋部位要伸直，後腿往前走的時候，要盡量邁大步。

我去見過不少醫生，物理治療師和中國多個門派的按摩師都見過，他們的方法不一樣，但原理都是把腰椎上黏起來的神經重新拉開。我想了一會，發現了一個動作很有用，幾乎是立即止痛，這就是「象行」。

顧名思義，就是學象一樣四肢走路，你說是學狗走路也可以。關鍵是走的時候，後腿的膝蓋部位要伸直，後腿往前走的時候，要盡量邁大步，這樣便運動到腰椎，也能拉到後面的筋。腰彎下的時候要小心，先做熱身，再慢慢彎下。每天做幾分鐘，一定有用，連肚腩也小了。

便秘令坐骨神經痛（上）

有很多案例證明，我們身體中的腐敗氣體是我們多種病的起源。

腐敗氣體不只是屁，如果腐敗氣體可以通過放屁的渠道都跑出來，那麼我們的身體就少了很多麻煩，身體中的腐敗氣體力量很大，可以令到經脈移位，甚至可以令到骨骼變形。讀者中很多有坐骨神經痛，怎麼治都治不好，有一位讀者來信，分享了一個非常寶貴的經驗：長期便秘會令身體中產生非常多的氣體，這種氣體壓迫神經，引起坐骨神經痛。把便秘問題解決了，坐骨神經痛自然就好了。引起坐骨神經痛的原因不止一個，但很少有醫生告訴你，其中一個原因竟然是便秘！

長期便秘會令身體中產生非常多的氣體，這種氣體壓迫神經，引起坐骨神經痛。把便秘問題解決了，坐骨神經痛自然就好了。

讀者楊太來信：楊太：「我老公是個肥佬，剛開始的時候，他不肯吃布緯食療，吃了一天之後，他立刻有大便，所以開始肯吃了，到今天，他已經吃了布緯食療十日，他每天都有大便，大約每四天左右就有一次量特別多。每天我都要他吃十穀飯或者粥與菜，同時每天都吃橙和香蕉。他現在早晚都服用布緯療法，坐骨神經痛好了很多，這半年來，為了治療坐骨神經痛，西醫、中醫、跌打、針灸都試過，都沒有治好，他一吃布緯療法就一天比一天好。」

「他之前有坐骨神經痛的，坐下了不敢起身，起身不敢坐，因為一動就好痛。他吃了三日後，已經開始好好多，現在完全好了。」

「我先生吃了布緯食療之後，碗裏剩下的我給小狗吃。小狗吃了之後毛靚了很多，小狗一見我做食療便飛快跑來等吃。」

便秘令坐骨神經痛（下）

我問：「想再問一下，您的先生以前有坐骨神經痛，是醫生說他有坐骨神經痛嗎？」

楊太：「他的坐骨痛大約前前後後十年，痛得坐又不是，站也不是。看了醫生，又照超聲波，肯定是坐骨神經痛。醫生只有一句話──『無得醫』，無法可治，只能痛就吃止痛藥。之後又看中醫、針灸與跌打，只是好了一點，不吃藥或針灸立刻就痛。他每天吃中藥和針灸連續有三個月沒有停。」

「直到他血管有問題，我苦口婆心叫他吃，他才肯吃。吃到第三日，腳就開始沒有那麼痛，直到現在一顆止痛藥都沒有吃過。他是個不聽話

他吃到第三日，腳就開始沒有那麼痛，直到現在一粒止痛藥都沒有吃過。

的病人，一好就不想繼續吃。我對他說，你的高血壓那麼高，布緯食療能把你治好，就不要一直吃(另外一種西藥到死，他才肯繼續吃下去。他肯做運動更好，但是他不聽話也沒有辦法了。我的女兒是讀護士的，起初我不敢讓女兒知道。但她現在都對爸爸說：只要好就吃嘛！楊太」

謝謝楊太，您的智慧、您的苦口婆心、您的堅持、您的幽默，動搖了傳統醫學的絕對霸權地位，繼而感動了您的先生、您的女兒，讓一家人，包括小狗，都健康美麗起來！更感謝您的分享，讓我們把坐骨神經痛與便秘聯繫了起來。

行文至此，想起一位朋友患有椎間盤突出，靈光一閃，我立刻打電話問她有沒有便秘的毛病。不出我所料，她說：「從來都有便秘！」她現年五、六十，長期的消化不良在身體中產生的腐敗氣體把她的椎間盤都推了出來！我相信只要解決了便秘，這位朋友的椎間盤突出症也就有了迅速復原的基礎。

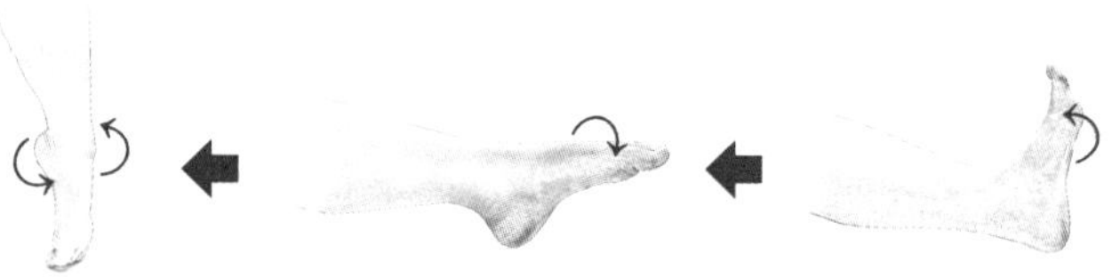

保養踝關節：保持坐姿，腳尖上下運動十次，然後再順時針和逆時針轉動腳尖。

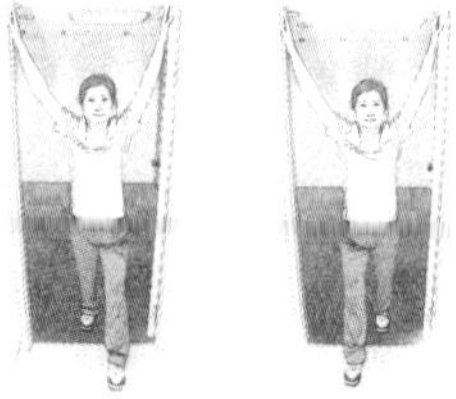

站在門框下，兩肩伸直放在兩邊的門框上。右腳踏前，保持分半鐘。再換左腳踏前，保持分半鐘。

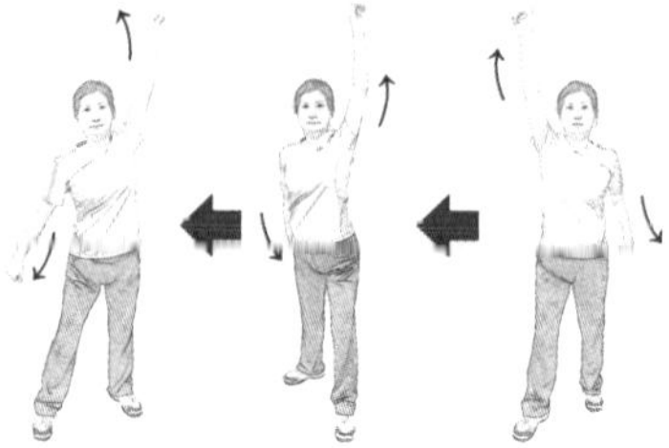

肩部大幅度向後、向前各甩動五十次。

人體有八大關節（上）

人體有八大關節，要懂得保護，不要等到受傷了才知道痛。

一、踝關節：穿平底鞋很容易得踝關節炎，其中很多是女性。鞋跟的高度要控制在一點三至三點八厘米內，穿平底鞋和人字拖上街是高危。平日保養：保持坐姿，腳尖上下運動十次，然後再順時針和逆時針轉動腳尖，有空就做。

二、肩周炎：肩膀固定在一個姿勢太長，加上冷氣與寒濕，就容易得肩周炎。預防和治療：（一）每天將肩部大幅度向後、向前各甩動五十次。（二）站在門框下，兩肩伸直放在

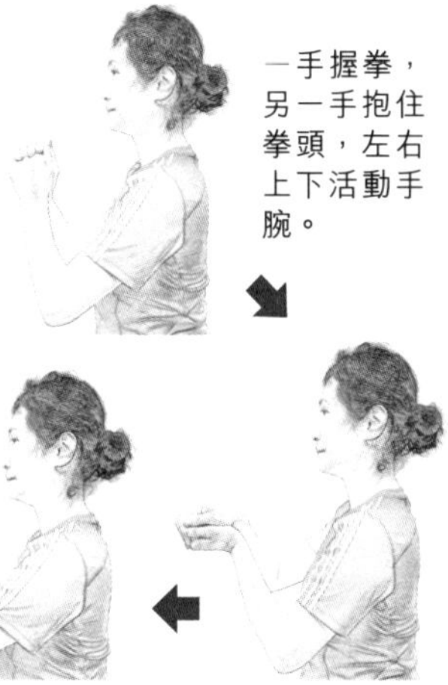

一手握拳，另一手抱住拳頭，左右上下活動手腕。

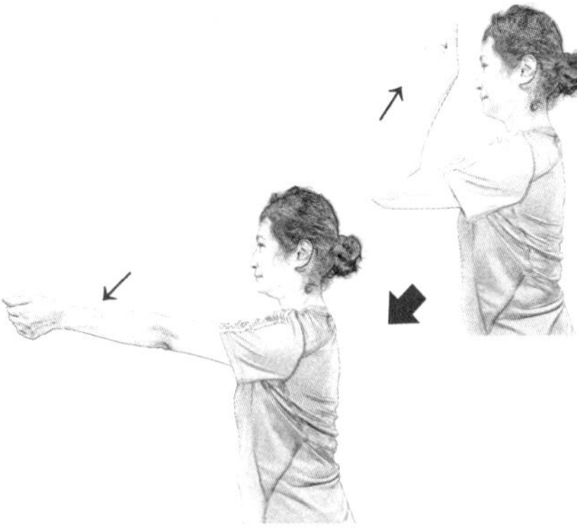

彎曲伸直手臂。

兩邊的門框上，三分鐘後放下，休息半分鐘，再重覆做三分鐘。每天二至三次。

治肩周炎的重點，就是讓肩膀多運動，再痛也要每天動，越不動越難治好。我也有過肩周炎，用這個方法治好了，但時間要半年至大半年。

三、肘關節：每天彎曲伸直手臂十次，讓肌腱和韌帶保持柔軟，這樣在突然提重物時就不會受傷。

四、腕關節和手關節：繁重的家務和任職飲食行業的人是高危。平日經常做抓握動作，或者一手握拳，另一手抱住拳頭，左右上下活動手腕。

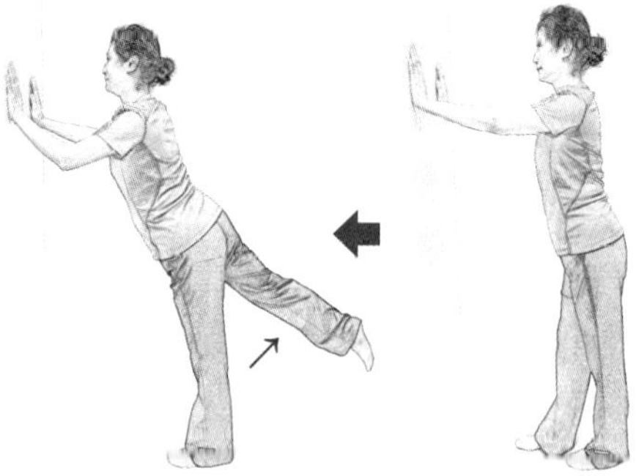

保養髖關節

雙手按牆，向後甩腿十次。

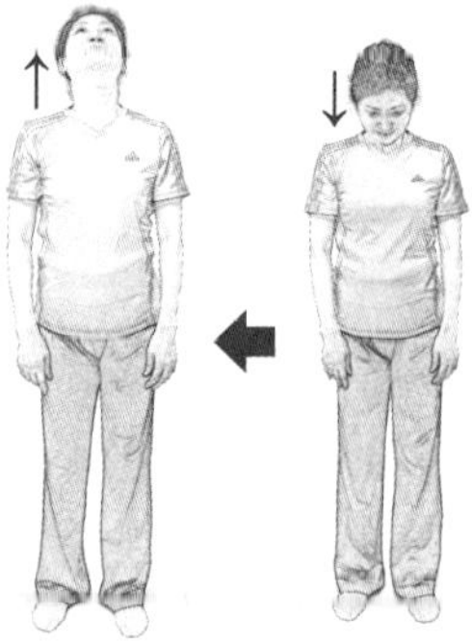

保養頸關節

把下巴盡量下壓貼近胸部，然後抬頭看天花板，動作保持緩慢。

人體有八大關節（下）

續談如何保護人體八大關節。

五、髖關節：髖關節承受着整個上身的重量，它是所有承重關節裏活動幅度最大，也是磨損最厲害的。平時多走路、游泳和騎車，或每天雙手按牆，向後甩腿十次。

有一個「旋轉屁股法」的動作很好：站立，兩腿打開肩膀寬，雙手叉腰放在髖骨上，用手感覺髖骨在打圈三百六十度轉，左轉一百下，反過來右轉一百下。

旋轉屁股法

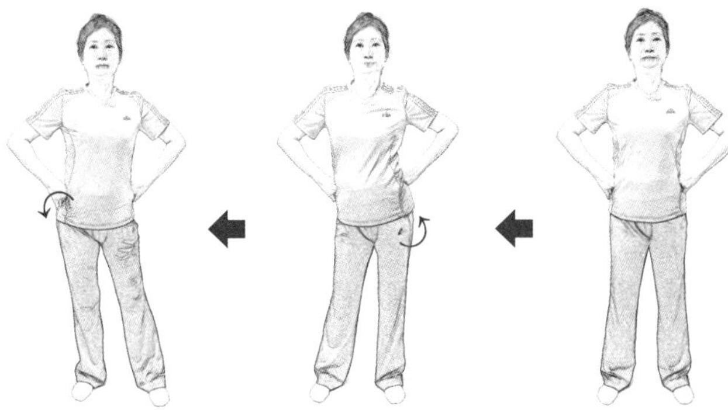

站立，兩腿打開肩膀寬，雙手叉腰放在髖骨上，
用手感覺髖骨在打圈三百六十度轉。

六、膝關節：保護膝關節的秘密，就是每天散步不少於四十分鐘。膝蓋軟骨中的潤滑油只有通過走路才能被壓擠出來。不要被人騙你，說你「膝蓋老化」，散步既保護膝關節還可減肥。

七、頸關節：把下巴盡量下壓貼近胸部，然後抬頭看天花板，動作保持緩慢。

八、腰關節：很難運動到腰關節，以上的「旋轉屁股法」也可以運動到腰關節，但無法把腰間的筋肉扯開。

我介紹過「象行法」對坐骨神經痛有效，顧名思義，就是學象一樣四肢走路。你說是學狗走路也可以，關鍵是走路的時候，後腿的膝蓋部位要伸直，後腿往前走的時候，要盡量邁大步。這樣便運動到腰椎，也能拉到後面的筋。

手腕筋膜炎偏方

手腕痛筋膜炎，也是常見的病，是工作太累的結果。把這個偏方傳出來的人，自己本身任職酒樓，工作時間長，經常用腕力，手腕筋膜就發炎了。發炎後還是不能休息，真是很辛苦。

讀者Chong Elaine的朋友也是手腕筋膜炎：「她不停做物理治療，另加有名中醫的針灸，整整一年也沒起色，痛得刷牙也是苦差」。後來用這個方法：「用藥七天後痊癒，十多年來也沒復發」。Chong Elaine聽見後寫信來和大家分享，是一位善良有福氣的人，很感謝她！

「每晚洗澡後，用正骨水把棉花濕透，敷患處，再用紗布包好，……敷過夜，早上拆去，清洗患處。……」

讀者Chong Elaine分享的手腕痛筋膜炎偏方如下：「每晚洗澡後，用正骨水把棉花濕透，敷患處，再用紗布包好，最後包上毛巾，以免弄髒床鋪。敷過夜，早上拆去，清洗患處。每晚換新藥，直至痊癒。正骨水會把皮膚灼黑，有少許脫皮，那是正常的。千萬不要用保鮮紙代替大毛巾，會令患處過度灼傷，不能繼續敷藥。希望此方幫到有緣人。」

以上說「清洗患處」，建議不要用水，要用酒精清洗。其實在整個治療過程中，建議患處都不要濕水。如果可以，也最好在白天戴上護腕，不要使患處暴露在冷氣中。正骨水在國貨公司能買到。

花椒治彈弓手（上）

丘竹博士是一位很有成就的儒商，公餘時也研究了養生學問十多年，累積了寶貴的經驗。但即使是這樣，他也遇上了一個非常棘手的問題，問題就出在他的手上：他的一隻手指變成了彈弓手！

長時間打字、彈奏樂器、打遊戲機、上網、發短訊、家庭主婦勞作、勞損手指會形成彈弓手（Trigger Finger），症狀是手指屈曲後就不能再伸直，要用另一隻手拉直手指。拉直後又不能彎曲，手指痛得厲害。再惡化之後，會長期處於屈曲狀態。

彈弓手通常發生在中指及無名指上，丘博士的彈弓手正如是。有一個下午，他長時間地使用工具，忘了應該每四十五分鐘休息片刻，讓肌肉和神經有放鬆的機會，結果一隻手的無名指就成了彈弓手。

中西醫都有一套治彈弓手的方法。根據西醫的方法，如果無效就要注射corticosteroid，正是類固醇，但類固醇一定無法根治彈弓手，只會為身體添加垃圾。

當類固醇都失效後，往下就要動手術，將筋膜切斷，切開卡着肌腱的橫向腱鞘。當病「治好」了，同時就成了輕度的傷殘。為了治一個病，先把人「治」成傷殘。丘博士如果肯把自己的身體隨便交給這種暴力醫學，他就不是丘博士了。他開始了連串的資料搜集工作，結果發現了花椒。

根據丘博士的研究和經驗，他認為花椒是上帝送給人類的一個極為寶貴的禮物。傳統中藥的解釋，花椒只是「溫中止痛，殺蟲止癢。用於脘腹冷痛、嘔吐洩瀉、蟲積腹痛，蛔蟲症；外治濕疹瘙癢」。

在兩頓飯中間，放五、六粒花椒在舌頭底下，含軟了以後，慢慢嚼爛，花椒汁與吐沫結合後吞下。

花椒治彈弓手（下）

但丘博士的研究擴展到國外的文獻，他發現國外對花椒的研究已經很深入，其中的一項，是花椒對身體的神經系統，包括末梢神經，都有莫大裨益。

這是知識，從知識到應用，需要想像力，正如愛因斯坦說：「知識很重要，但想像力更重要。」當丘博士發現花椒對神經系統有治療作用的時候，靈機一觸，自創了花椒療法。

首先講講甚麼是花椒，花椒是吃四川菜的時候必需的調味香料，香港的中藥房有，超市也有，放在小玻璃瓶的調味架上。香港人對花椒不熟悉，但如果吃過大陸的「水煮魚」，或者正宗的「麻婆豆腐」，就知道花椒的味道了，花椒有個獨特的香味，麻麻的，不辣。

丘博士的花椒療法：上午的時候，在兩頓飯中間，放五、六粒花椒在舌頭底下，含軟了以後，慢慢嚼爛。由於花椒不辣但麻，需要的時間要長一點，但花椒汁長時間地與吐沫結合然後吞下肚子，對治療來說，正好是重要而關鍵的。如果這個過程有一至兩個小時，會有更好的效果。最後把花椒完全嚼爛，連渣吞下肚，這是一次治療。

丘博士連續用花椒療法不到兩個星期，彈弓手徹底治好，他把這個療法介紹給身邊的朋友，每一個都把彈弓手治好。根據丘博士的研究和經驗，花椒對神經系統和末梢神經都有治療改善作用，所以任何有這方面問題的患者都可以試試，不限於彈弓手。很多讀者會手指發麻、痛、甚至手冷腳冷，這都可以試試。反正這些病都是醫生無法治的，有一個那麼簡單、經濟的方法，為甚麼不試試？

腳底筋膜炎偏方

腳底筋膜炎又發作了，症狀：起床下地的時候腳跟非常痛，嚴重時平時走路也痛。

專科醫生說，這個毛病很難治，也就是說傳統醫學無法根治。他教我大力打痛處，甚或用腳跟痛處踩核桃，他說這叫「痛禦法」，他也推薦走鵝卵石路。市面有一種特製的拖鞋，鑲滿小石卵，但這些固定的小石卵只重複地壓迫腳底同一個地方，效果沒有走鵝卵石路好。

東子師傅還教我跪坐，無獨有偶，暖心族的一位族人也用跪坐法治好了腳底筋膜炎。跪坐法我曾經介紹過：跪坐床上，床褥不能軟，腰椎與頸椎不能彎，但也不要硬挺直，自然坐在自己的腿上，腳踝處

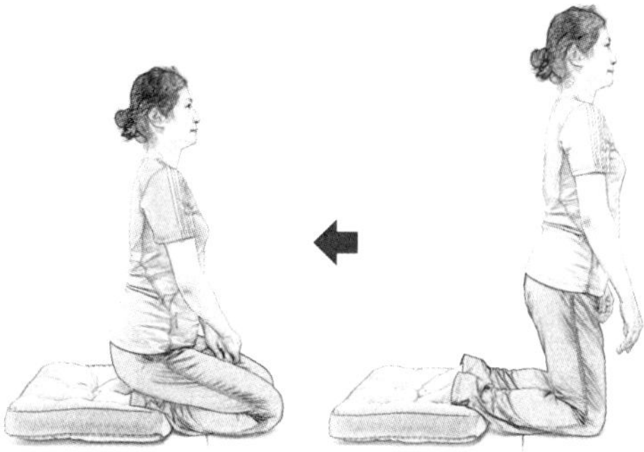

跪坐床上，自然坐在自己的腿上。腳踝處墊一個薄枕頭。腳趾不要頂着床褥。腳背自然放在床褥上。

墊一個薄枕頭，腳趾不要頂着床褥，腳背自然放在床褥上。這位族人說，堅持每天跪二十分鐘，兩三個月就會根治。東子師傅的方法比較厲害，他建議一次連續做四十分鐘，要做到腳麻，還要麻到腿失去感覺，然後扶著家具小心站起來，讓血一下衝到下肢去。我試過這個方法，是個酷刑，但很有效，幾次就見效。

有一位叫愛媚的讀者也寄來一個偏方，她曾經因為腳底筋膜炎痛的什麼地方也不想去，看了幾次西醫也只開止痛藥，花了不少錢，結果還是被這個偏方治好了，前後只花了幾十元。偏方用川芎，這藥活血止痛，去藥房買十元，不用洗不用蒸，剪成牙籤形狀，去日本城買個茶包，將剪成牙籤形的川芎放進茶包中，用膠布固定在腳跟，或者穿上襪。除此以外她還強調身體不可超重，兩三個月就會根治。愛媚女士在信中沒有詳細說明藥包每天使用多久以及多久更換，鑒於此偏方不會有副作用，大家不妨斟酌嘗試。感謝愛媚女士與我們分享！

交流與說明

大概很多人都有腳底筋膜炎，所以治這個毛病的「腳跟貼川芎」與「跪坐法」得到很多朋友歡迎。腳底筋膜炎還有另外一個叫法，叫做腳跟筋腱炎，是一樣的。

有一位王小姐介紹了她的老父親治好這個毛病的方法：只要有時間，如看報紙、電視時，翹起腳尖用腳跟輕輕敲地，每天兩三百下。很感謝王小姐與大家分享。我建議幾種方法都可以一起進行。

治夜尿的白果，本來文中說炒一斤慢慢吃，有朋友說會發黴，怎麼辦？不如每天做飯時炒幾粒吃掉算了，更新鮮有效。家中有焗爐的可以每天晚上焗七粒吃，不建議用微波爐。微波爐是非健康用品。

只要有時間，如看報紙、電視時，翹起腳尖用腳跟輕輕敲地，每天兩三百下。

苦瓜湯治糖尿病，吃完一個療程後還繼續嗎？首先去請教醫生，量一量糖尿值，如果有療效又沒有副作用就可以繼續吃，但最好先停一至兩個星期再服下一個療程。食療好過藥療，但每人要根據自己的情況調整。（見《嚴浩特選秘方集一》頁一二八）

有位朋友很孝順，希望父親能夠身體健康、心情健康，安享晚年，她想把「慈心觀」四句話中的「願我……」改成「願我父親……」。完全可以！「一輩孝，輩輩孝；一輩不孝，輩輩不孝。」這是外母帶來的家鄉口頭語。佛陀教我們什麼都要放下，唯一不可以放下的是孝。這位朋友每天都抄一篇《心經》回向給父親，她希望同時也抄「慈心觀」回向給父親。（見《嚴浩特選秘方集一》頁六十四）

願天下的父母都健康長壽。

川芎藥包要每天更換，她每天用約十個小時。

腳跟痛、跪坐、類風濕

向我們推薦腳底筋膜炎偏方的愛媚小姐又來信，補充她之前所缺漏的一個細節：川芎藥包要每天更換，她每天用約十個小時，一個星期後開始有好轉跡象。（見本書〈腳底筋膜炎偏方〉）

她說自己的毛病治好後，推薦給身邊有需要的朋友，現在也都病癒。愛媚小姐還建議，體重超標及退化性（即醫生診斷為機能退化類型）人士都可試試。有一位朋友叫Ocean Lam，提供了另外一個方法：找一個有扶手的地方，用腳尖支撐整個身體，腳跟盡量提高，每次兩分鐘，每日做兩三次。我建議這些方法都不妨混合嘗試：戴上川芎藥包，有空就做提足跟和跪坐運動。可能腳跟痛治好後，其他一些病痛也會意外地消失。

跪坐的治病功效是有根據的。有一位叫沈圓英的朋友寫信來說，自己是長者，患有類風濕症，手關節和腳關節經常腫痛，日常生活受到很大影響。這位朋友讀到我介紹的跪坐法後，從每天十分鐘增加到每天半小時（東子師傅建議四十分鐘），堅持了一年，現在腳已經好些，走路比從前利索，速度也快了，因此很感激我的介紹。而我卻要感謝教給我這個方法的東子師傅，以及《蘋果日報》提供的平台。

第二章

呼吸道感染

鹽在喉嚨中把病菌的水份擠乾，使病菌無法生存。鹽同時把發炎紅腫組織中所困住的水濕排掉，等於有消炎的作用。

蕎麥花蜜的抗氧化作用是所有蜂蜜之首，含豐富礦物質和至少十八種氨基酸，能夠補血、軟化血管。

嚼這個乾乾的「甘草」可以治喉嚨發炎，還可以化痰。

新會陳皮又以梁啟超家鄉出產的茶枝柑最好，這個地方叫「熊子塔」，由於三水交匯，水中富有多種礦物質元素和豐富微生物，氣候也特別好。

醫聖彭子益說：「猩紅熱用四豆飲，自病初起以至復原，皆用此方，有百益而無一害」。

鹽在喉嚨中把病菌的水份擠乾，使病菌無法生存。鹽同時把發炎紅腫組織中所困住的水濕排掉，等於有消炎的作用。

鹽水漱口治喉炎

漱口法有愈來愈多的研究和實戰結果。

首先是日本的研究，日本長崎大學以及日本京都大學先後做了漱口法治療上呼吸道感染的研究。以京都大學的研究為例，時間是二〇〇二年至二〇〇三年的冬天，參與者有三百八十七人，年紀從十八至六十五歲，跨域時間六十天。其中分兩組，一組用稀釋藥水(Povidone-iodine)漱口，一組用清水漱口，每一組都在一天中最少漱口三次。研究的結果，是普通清水漱口比藥水還有治療效果，甚至在當上呼吸道感染出現的時候，普通清水漱口能更有效地減弱支氣管炎症狀。

在美國也有關於漱口法治上呼吸道感染的研究，其中更傾向於鹽水漱口。鹽水為甚麼有效？資料說：「一，鹽祛濕，有滲透作用，鹽在喉嚨中把病菌的水份擠乾，使病菌無法生存。鹽同時把發炎紅腫組織中所困住的水濕排掉，等於有消炎的作用。二，鹽有清洗作用，可以把鼻子後面的鼻水和細菌排走。三，最重要的，是在喉嚨和鼻腔之間提供了一個鹽鹹的環境，使細菌無法生長。」

「重要提醒：一，不要把鹽水吞下肚，身體不需要過度的鹽分。二，水不要太鹹，鹽分太高會把喉嚨組織的水份擠乾，反而會引起更嚴重的發炎。鹽水嘗起來有一點鹹已經適合。三，每次漱口漱三次，每次十秒；一天三到四次。」

提供這些重要信息的DR.WHO是趙安慈醫生，趙醫生是《中西合璧：中西醫學融合之道》的作者，書中，他從西醫的角度暢談中醫的經脈、五臟學，又從中醫的角度品評西醫的治病根據。

天上掉下「蕎麥蜜」

去年底的時候我發現了一種蜜糖叫「蕎麥花蜜」（Buckwheat Honey），這種蜜糖的風味非常特殊，好比是水果中的榴槤。我把它混在布緯食療中，發現食療的味道立即提升。

奇怪的是幾乎在同時，美國的名醫奧茲醫生「Dr. Oz」在他的電視節目中公開了幾種提升免疫力的最佳食物，「蕎麥花蜜」竟然榜上有名，他說「每天服用一至二茶匙（teaspoon）蕎麥花蜜，直接食用或者加入溫水都行，便可令你安然無恙地度過流感季節。」正好適合目前這個流感時節。

蕎麥花蜜的抗氧化作用是所有蜂蜜之首，含豐富礦物質和至少十八種氨基酸，能夠補血、軟化血管。

蕎麥花蜜甚至被推薦作為止咳水的替代物，因為它更有療效也更安全，尤其對於六歲以下的小童（不足一歲的小童不可以服用任何蜂蜜），臨睡前服用蕎麥蜜的效果比任何止咳水都好。蕎麥花蜜必須是生的、沒有加工過的才有治療作用，我請「香港心腦保健會」幫忙找，結果從美國找來了。蕎麥花蜜在香港市場上本來就沒有，加上是生的，這次「香港心腦保健會」是大功一件。蕎麥花蜜的抗氧化作用是所有蜂蜜之首，含豐富礦物質和至少十八種氨基酸，能夠補血、軟化血管。根據美國二〇〇四年《食療雜誌》報道，每天服用蕎麥花蜜七十五克，溶入二百五十毫升的溫水中，連續十五天，甚至可以幫助糖尿病人降血糖。由於含有天然的消炎殺菌成分，可以用以治療傷口、治糖尿病的爛腳；還可以用於壓驚。

從「香港心腦保健會」的客人中瞭解到，蕎麥花蜜可以控制哮喘。客人家中有兩個患有哮喘的孩子，服用蕎麥花蜜後，不用吃藥了。建議有鼻敏感和濕疹的患者都試試。可惜的是，這種蜜糖的產量極其低。

古方治咳嗽、喉嚨痛

流感季節，咳嗽、喉嚨痛的人很多，有一位讀者為大家分享一個千年印度古方，專門治咳嗽和喉嚨痛，我上網查了一下，原來這個古方早就已經在西方人中傳開了。

Mo媽：「我一家搬去新加坡後，我先生因天氣關係病了，喉嚨痛又咳，西醫說是上呼吸道感染，但吃西藥治不好。他公司的印度同事見他那麼辛苦，就送了一包『黃薑粉』叫他回家煲奶，喝完睡覺。……遇上風寒最適合，可以暖胃禦寒、治感冒，他們都說尤其對喉嚨痛特別有效。純粹分享，晚安！」

由於這位印度同事和讀者Mo媽的一份善心，這個千年古方就來到了大家手中，非常感謝Mo媽，您是一位天使。

黃薑奶做法：一杯奶（隨便甚麼奶），加入一茶匙黃薑粉，一湯匙椰子油，四分之一茶匙肉桂粉、一茶匙薑茸，煮滾，加入黑糖（黃糖）調味，一天喝幾次。晚上不要加薑茸。

對奶類敏感者，譬如我自己，有另外一個吃法：四分之一茶匙黃薑粉，一茶匙生蕎麥蜜糖（「香港心腦保健會」有）攪拌混和，當糖一樣慢慢吃，一天吃幾次。晚上睡覺前一定要再吃一次，然後刷牙。

黃薑的好處一大堆，從治發炎、治皮膚病、到治癌症，要說幾天才說得完。黃薑粉在超市有，但比較貴，我在九龍城其中一條街上的香料店買過，同樣價錢可以買一大包。黃薑也有新鮮的，但不容易買，有些小販把普通的薑當黃薑賣，所以自己要小心。

嚼這個乾乾的「甘草」可以治喉嚨發炎，還可以化痰。

古方治咳嗽、喉炎

念中學的時候，看見有個同學在小息的時候不斷地嚼東西，我以為他在嚼口香糖。在學校嚼口香糖可是個犯規的行為。

這個同學平時悶悶的不愛説話，聽見我問他，他默默地從口袋中掏出一個用粗糙的白紙摺疊的小紙包，打開後，有幾片黃黃扁扁的乾樹枝。他説：「甘草。」伸出來的手等我也挑了一塊甘草放進嘴巴之後才收回。這是我第一次嚼甘草。到了今天才知道，原來嚼這個乾乾的東西可以治喉嚨發炎，還可以化痰。甘草療法同屬中國和印度的古方，中國張仲景的「傷寒論」有記載：剛開始兩三天的咽喉痛可以喝甘草湯，就是用甘草當茶葉泡水喝。如果有痰，便加進桔梗，桔梗和甘草比例一比二，甘草比較多。兩個古國有很多相似的地方。

治喉嚨發炎、咳嗽、化痰還有一個鹽水漱口法，用少量鹽融進溫開水漱口、嗽喉嚨，一天幾次，便可以達到治療效果。

羅勒葉可以化痰，殺菌，在印度的古方中，羅勒葉茶（Basil Tea）是治喉嚨痛的上品；鼠尾草（Sage）也可以治喉嚨發炎。這兩種都是香料，香港有些高檔超市有新鮮的羅勒葉和鼠尾草葉，當茶葉用隨意泡在熱水中，泡出味道之後就可以喝。

然後當然還有蒜頭和薑，都是治喉嚨發炎的能手。

後來出於好奇，我也模仿我的同學跑去中藥房買甘草，那也是我第一次光顧中藥房，買到甘草後也沒有忘記回請那個同學，藥房也是用那種粗糙的白紙替我把甘草包上；這種紙在中藥店已經成為了傳統，到今天，也成為了經典。

陳皮以新會為第一，但根據丘博士的研究，現在的新會由於不重視土地的保育，新會柑已經減產、變種。

真陳皮是這樣的（上）

我曾經介紹過一個治咳嗽偏方，是一位讀者蓮姐分享的，這個方適合感冒受涼後咳嗽不止的毛病。

原方是用陳皮、豬肝、蔥花煲一碗濃湯喝下，讀者中有試過，有說沒有用的，也有說有用的，本來我以為每一個人體質不一樣，所以效果不同，最近才發現：原來問題很可能出在陳皮上。

我對陳皮長了知識，是因為在有線電視的養生節目中我訪問了丘竹博士，丘博士是香港一位成功的儒商，目前被比鄰政府請去主持一個重要的工作，審批醫學、科研方面的項目。丘博士也很懂享受生活，在茶、陳皮方面都是專家，茶專家在朋友中有不少，但陳皮專家卻絕無僅有。陳皮以新會為第一，但根據丘博士的研究，現在的新會由於不重視土地的保育，新會柑已經減產、變種。最嚴重的，是外地的柑倒運到新會冒充新會柑；市面上不少的「新會陳皮」也都是假貨，更有用劣質普洱茶把新曬的普通橘皮染成烏黑色就當正貨出賣者。

我在訪問中第一次見識了二十年的陳皮，用手、鼻子、眼睛、舌頭體驗過，結論是：上好的老陳皮拿在手上感覺是乾爽的、輕的；聞一下，果皮味道不重，掰掉一小角之後再聞，果皮內外竟然有兩個味道，一股新鮮的果皮芬香從缺口中自然溢出，好像是昨天才封存起來的；在外觀上，果皮的外面是自然深褐色，內面還是原來的微黃白色，如果內外都是烏黑的，就是用茶染過色了。

真陳皮是這樣的（下）

把一小角新會陳皮放在嘴中細嚼，會有一股新鮮果皮的芬香，但沒有新鮮果皮或者非新會陳皮的苦辣味。真正的新會陳皮，煲湯之後仍然不會煮爛。

丘博士認為像從前一樣的高質新會陳皮很有可能絕跡，原因就是土地變質了，他要去新會找一片山，重新培育真正的新會柑。這是一位認真的學者。說回來那一劑本來可以治咳嗽但又失效的「陳皮、豬肝、葱花湯」。為了讓那些疑是陳皮重新發揮一定的作用，在做這道湯前，先用以下方法製一下：

一，陳皮一個（一個陳皮有三塊），純米醋、米酒適量，薑適量，鹽適量，把陳皮泡在這四樣東西中一到兩個晚上，泡到七天最好，連

新會陳皮又以梁啟超家鄉出產的茶枝柑最好，這個地方叫「熊子塔」，由於三水交匯，水中富有多種礦物質元素和豐富微生物，氣候也特別好。

那層白色的也無需刮掉。

二，豬肝一塊，適量，先洗，洗好後切薄片，泡二十分鐘，水不要倒。

三，在豬肝中加入泡好的陳皮，滾湯，大火轉小火，煮二十、三十分鐘，成一碗濃湯。

四，在湯快好的時候加一大把小葱。

五，趁熱喝。

做陳皮一定要用茶枝柑（俗稱大紅柑）的果皮陳化三年以上，才算真正的陳皮，越陳越香，廣東陳皮在宋代已著名，別省也有，但不如廣東新會的有名，古時候甚至是貢品。新會陳皮又以梁啟超家鄉出產的茶枝柑最好，這個地方叫「熊子塔」，由於三水交匯，水中富有多種礦物質元素和豐富微生物，氣候也特別好。

只有好柑皮才可以做陳皮，有句話說得好：「美玉可琢，頑石不可也；佳皮可陳，劣柑不可也。」市面有陳皮零食，大多不易放進口。

聽說當他在醫院彌留的時候，夫人曾經帶了一個蜜瓜去讓他切，取其意「切勿瓜」，香港話「千萬不要死」的諧音，但他還是走了。

猩紅熱的驗方

有一個孩子因為猩紅熱而走了。猩紅熱並不是難治的病，但是我們的醫療系統疏忽了，以致引起了悲劇。我想起了一件叫人難過的往事。

那一年，我剛進入TVB工作不到六個月，我們的台長突然病重，再過不久他的死訊便傳遍了香港，他是去了印度旅行一趟之後得了怪病，香港、美國的醫生都無法治好，美國的醫生還是特意花了大錢老遠請過來的。聽說當他在醫院彌留的時候，夫人曾經帶了一個蜜瓜去讓他切，取其意「切勿瓜」，香港話「千萬不要死」的諧音，但他還是走了。我當時只是一個小小的potato，一個微不足道的小馬鈴薯，我沒有見過老闆，老闆也根本不知道有我這樣一個小小馬鈴薯，但是我心裏不好受，一直記到今天。

老闆去世以後解剖，大家才搞清楚他的死因，原來是在去印度旅行的時候感染了「阿米巴菌」；「阿米巴」我記得，是個很普通的病，當年只要瀉肚子，我就去藥房買一瓶「阿米巴」藥片，只需要十元八塊的代價，管它是不是「阿米巴菌」感染，吃兩片這種藥丸就把拉稀止住。其實，當年香港、美國的醫生都沒有想到老闆感染的是「阿米巴菌」，原因是大家都以為這種菌早就已經絕跡人間，誰都想不到一個重要的人會惹上一個普通的病，直到他走了以後驗屍才發現真相。

（「猩紅熱的驗方」上）

再再後來，到了今天，連這種藥片也早就買不到，這種叫做「阿米巴」的病菌大概已經真的在地球上絕了種。

四豆湯治猩紅熱

回到猩紅熱：治猩紅熱，用四豆飲。這個不是民間療法，是我國的醫聖彭子益開的治猩紅熱驗方。

四豆飲組方：黃豆二十粒，黑豆、綠豆、白飯豆各十五粒煎服。（白飯豆，大大的很白，也叫白雲豆）。多放水，煮到稀爛，取濃湯溫服。隨煎隨服，不可放涼或隔夜。尿量多、出汗的兒童，不用加白飯豆。

得了猩紅熱，孩子會嗜睡、不想吃東西、咳嗽、打噴嚏、目紅含淚、睜不開眼、想吐、咽喉痛、拉肚子、小便多。醫聖彭子益説：「猩紅熱用四豆飲，自病初起以至復原，皆用此方，有百益而無一害」。

醫聖彭子益説：「猩紅熱用四豆飲，自病初起以至復原，皆用此方，有百益而無一害」。

如小便短少，是因為脾濕。四豆飲除去黑豆、綠豆、白飯豆，單用黃豆六十粒，加淮山二錢。（多放水煮到稀爛，取濃湯溫服。隨煎隨服，不可放涼或隔夜。）

如仍小便短少，是不只脾濕，且兼腎虛，宜黃豆六十粒，加淮山二錢，加巴戟天五分，以溫補腎氣。（多放水煮到稀爛，取濃湯溫服。隨煎隨服，不可放涼或隔夜。）

因過量使用消炎藥物和抗生素，導致出現低燒，昏迷不醒，小便短少，吐瀉，四肢冷，在四豆飲中，加入巴戟天兩克。只要小便數量增多，就是好轉的跡象。

（「猩紅熱的驗方」之下）

第三章

通血管、降血壓

「黑蒜對三高——高血壓，高膽固醇和高血糖很有效。」

「把紫皮大蒜連皮放進電飯煲，保持keep warm狀態大概十二天左右，……會變成黑色，再放在陰涼的地方風乾五天左右，就行了。」

「電飯煲裏不能有金屬的器皿，最好用木質、竹、玻璃，或瓷器……，十二天中，煲裏溫度在五十至六十度之間……塑膠的架子也不建議使用……」

「蒜頭還在風乾中，我偷偷嘗了幾個，……哈哈哈哈哈哈哈」只看黑蒜教母的哈哈哈來信，已經夠減壓了。

大蒜就是蒜頭。

材料：同份量的檸檬汁、薑汁、蒜頭汁、蘋果醋、蜜糖各一杯(二百五十毫升)。

通血管古方

有一個治血管堵塞的古方。

這個通血管的古方，來自一位患者，他的三條心血管已經被嚴重堵塞，需要做搭橋手術，手術的時間是一個月以後。在這個期間，他吃了一個月這個古方，一個月以後他去同一家醫院做檢查，發現三條血管乾乾淨淨，原來堵塞的地方已經全通了。

材料：同份量的檸檬汁、薑汁、蒜頭汁、蘋果醋、蜜糖各一杯(各二百五十毫升)。

做法：一、蒜頭去皮，薑去皮切小片，放入榨汁機榨汁，或者放入攪拌器打成漿，用網布隔渣，手絞出汁。

二、將蒜頭、薑汁放入瓦煲，加入檸檬汁與蘋果醋，大火滾，小火慢煮，不要蓋鍋蓋，讓水份蒸發，大約需要半小時，剩下大約一半汁液。

三、溫度降下後，加入蜜糖，仔細攪勻。

四、將成品儲在有蓋的玻璃瓶中，放入雪櫃。每天早飯前空肚服用一湯匙。

這個做法有一個問題，一位老朋友來電話問，説蒜頭的汁很少，如何榨汁？不用担心，蒜頭中的汁多的是，我自己也做過，沒有問題。

（蒜頭就是英文的Garlic。）

一杯薑汁，一杯大蒜汁和一杯檸檬汁，都倒入瓦煲中，然後倒入一杯有機蘋果醋——百分之五acid（酸值），將之煮沸。然後再慢火煮……

古方通血管做法

介紹了古方通血管的食療以後，有讀者來信分享製造的過程。這位讀者大名「冠智Alan」，是位南洋的華僑，他是為父親做的，父親的血管堵塞。這是一位孝順的好兒子。

冠智Alan：「生薑去皮，大蒜去皮，檸檬去皮，分開放入能把汁與渣分開的榨汁機（juice processor）。如此得到一杯薑汁，一杯大蒜汁和一杯檸檬汁（各二百五十毫升），都倒入不鏽鋼鍋中（最好是中國傳統的瓦煲），然後倒入一杯有機蘋果醋（標明百分之五acid，意即酸值），將之煮沸。然後再慢火煮，不蓋鍋蓋，讓水份蒸發，前後約三十分鐘。得到兩杯半至三杯的份量。擱一旁完全放涼後，倒入三杯純天然蜂蜜，攪拌均勻，然後保存在玻璃瓶內。每天早上空腹吃一湯匙，對嗎？」

答：「三杯蜂蜜實在太多了，同樣份量二百五十毫升已經足夠，不過還是可以吃的。有讀者問大蒜的汁很少，擔心不容易榨，是嗎？」

冠智Alan：「大蒜汁其實不難，新鮮的大蒜其實汁不算少。」

答：「同時注意不能再吃很多肉，晚上不要吃肉，肥肉一點都不可以。每餐多吃涼拌黑木耳及黑醋。」

冠智Alan：「吃的方面一定會加倍注意，只是父親慣了重口味，基本上要盯着他才可以。」病是吃出來的。自己管住一下嘴，不要讓家人擔心。

古方通血管實踐

越來越多的讀者在自己實踐做古方通血管食療了，而且都主動寫信來分享製造的經驗。Violetta小姐是其中一位有心人，很感謝她。

Violetta：「七月份，本人從嚴浩先生在《蘋果日報》的「半畝田」專欄中，得悉「打通血管有古法」一方，便在八月底嘗試依葫蘆畫瓢。近日拜閱嚴先生在《爽報》的專欄，得知有讀者對大蒜汁份量的拿捏有疑問，特此分享本人的做法。

「由於第一次做的關係，考慮到蒜頭的汁液可能比較少，所以先把蒜頭搾汁以便推敲份量。本人在普通超市購買三包共九個普通大

選蒜頭的時候要略微使勁捏一下，如果是軟的就是不新鮮，或者是被硫磺熏過。

小蒜頭，去衣去皮後搾汁，得大約一百五十毫升大蒜汁。然後再搾一百五十毫升的去皮薑汁，加入一百五十毫升的檸檬汁及同等份量的蘋果醋，再加以煎煮，得大約五毫升的汁液後加入蜜糖待服。此份量的汁液可服大約十天。希望可以幫助有需要的人，對蒜頭汁的份量有個概念。」

Violetta小姐在這裏沒有提到蜜糖的份量，我建議與其他食材的份量一樣就可以了。例如Violetta小姐是用一百五十毫升為標準份量，蜜糖也用一百五十毫升就夠了。在此提醒各位，選蒜頭的時候要略微使勁捏一下。如果是軟的就是不新鮮，或者是被硫磺熏過，不要買。

我估計有兩個原因，一個是有可能汁液弄在已經發炎的牙肉上，另外一個可能是熱氣令到牙肉更痛。

古方通血管與熱氣（上）

讀者Cindy分享「古方通血管」食療經驗：「成品看上去很像煉奶，味道亦很美味，完成後成品放入雪櫃。」

「但做第二次時，相信因為在製作時水份蒸發不足，翌日出現在玻璃瓶中形成兩層的現象，而做第一次時是沒有的，請大家注意此問題！」

Cindy有嚴重的牙周病，做油拔法之後有很明顯的改進，但服用古方之後問題來了：「飲用約一星期後，本人有部份牙齒痛得非常厲害，第一次在半夜痛足三至四小時，第二天起床後不敢再飲。」

「家人教本人飲汁液時不要碰到所有牙齒，像吃藥丸般放在喉內飲下，當天牙齒不再痛。但第二天用同樣飲法，可能有一點汁液弄在牙齒上，這天的牙齒同樣痛得非常厲害，現在只可停下不再飲用。本人牙齒痛時牙肉是沒有腫起的。」

造成這個現象，我估計有兩個原因，一個是有可能汁液弄在已經發炎的牙肉上，另外一個可能是熱氣令到牙肉更痛。

有關這個問題，一位讀者李太來信分享：「我有兩個本要做心血管手術的朋友，在兩、三年前試此方，同是吃了三個月，都不用做手術。」但李太朋友放的蜜糖份量不一樣。

服用者也應該注意古方與熱氣之間的可能聯繫，雖然這個聯繫也未必一定存在。

古方通血管與熱氣（下）

李太朋友放的蜜糖份量不一樣。

他們的材料比例是這樣的：「蒜汁一杯、薑汁一杯、檸檬汁一杯、蘋果醋一杯，慢火煮半個鐘，變成三杯。待冷加入三杯蜜糖，即是完成後有六杯份量。薑和蒜都屬燥物，蜜糖可緩和。若你只加一杯蜜糖，相對來說就是薑和蒜多了。我有些朋友吃這個比例的食療都感到燥，少了兩杯蜜糖可能會更加燥呀！」

燥就是我們說的熱氣，李太說的意見是可能有道理的。這個通血管古方有兩個版本，一個是只用同份量的蜜糖，譬如每一樣食材都均勻一杯，一個是如李太說，蜜糖是其他食材的三倍。但是一旦蜜糖多了，在每次服用一湯匙的份量中，蒜頭、薑等的份量也就相對少了，而這些食材是通血管的主將。

效能方面，在食材份量均等的案例中，古方把心臟三條血管都重新打開的時間是一個月；在蜜糖是三倍的案例中，如李太所述，血管重新打開的時間是三個月。當然它的效能也可能與蜜糖的多少完全沒有關係，但服用者也應該注意古方與熱氣之間的可能聯繫，雖然這個聯繫也未必一定存在，但還是建議在服用的時候，要密切注意自己的身體反應。

古方通血管也通了經

「古方通血管」顧名思義，本來是通血管的，想不到有個意外驚喜，有讀者反饋，也通了經！

從方中的食材來看是完全有道理的，但先不講理論，先分享經驗，吃了才講道理。來信的是一位美麗女士，卻叫自己「鹽蛇」：「我是較早出現更年期的女性（未到五十歲），本身比較氣虛血弱、長期失眠，就是思想多，沒有瞌睡感覺那種。近兩年身體比較差，內分泌失調、肝腎陰虛、尿頻、血壓偏高、心腦血管都不好，今年開始常有頭痛、閉經、還覺得心肺部位有一點揪痛。自今年一月來過月經後至八月都沒有來了，但自從八月尾我開始服用蒜汁後，居然第二天早上起來有月經來了，真開心呢。其後食用了差不多一個月，九月份月經又來了，

「開始服用嚴先生介紹的蒜汁後，居然第二天早上起來有月經來了。」

這次量還很多。有人說：會否是更年期作祟，會有時候來有時候不來，亂亂的，在我的感覺就不是那回事了。」

「本身女人月經都是與肝有關的，我的肝是很累的，可能毒素都很多，阻塞了通道，加上內分泌失調，亦有可能雌激素減少，令月經閉塞呢。我的心肺本來有點揪痛。食用頭幾天，本來揪痛的地方更覺明顯，像透不過氣來似的，立刻喝口水便沒事了，連續幾天後就再沒有此現象了，心口舒順多了。在這個月來我的睡眠質素也有明顯改善。三十多年來，我一直都很難入睡，要躺三至六小時才能入睡。最近一年還做很多夢。自從飲用了通血管古方，我就有瞌睡感，很快入睡了，小便也少了，當未能入睡時是頻尿狀態的。」

非常感謝鹽蛇小姐的分享，你的分享能讓更多人健康起來，再感謝！

古方變綠之謎

古方通血管的製造過程中出現了一個不明現象，讀者來信問：「大蒜汁、檸檬汁、薑汁、蘋果醋各一杯，不蓋鍋蓋，前後煮三十分鐘之後變了綠色，這是否正常？」

我知道蒜頭氧化之後會變綠色，這是好的，因為蒜頭要氧化之後才被身體吸收。十月初的時候，我為有線電視主持的「嚴浩偏方」開拍了，其中的一輯就是在鏡頭前教大家做這個古方。

那天做出來的古方並沒有變顏色，還是薑的顏色。到了一月中的時候，我在加拿大妹妹家為她和老公又做了這個古方，這一次成品的確是綠色。由於在這之前我已經陸續接到讀者的來信，所以有心理準備。但這次我又多發現了一個現象，我妹妹用玻璃燒鍋代替瓦煲，透過透明的玻璃容器我發現：只是表面的一層被氧化了，是綠色的，但下面的湯劑照舊是薑黃色，而且很有趣，把下面的翻上來以後又馬上變綠色，上面的下去以後還是薑黃色！

很有趣，把下面的翻上來以後又馬上變綠色，上面的下去以後還是薑黃色！

我不知道為甚麼為有線電視做古方那次是薑黃色，推斷了一下，可能和季節有關，很多人在立冬後做古方都遇到同樣的問題，我在加拿大的時候也已經立冬。不過肯定的是，這是沒有影響的。冬天泡的「臘八蒜」就是綠色的，台灣朋友看見嚇一跳，他們也沒有見過綠色的蒜頭！

古方分享很**珍貴**

自從向讀者介紹「古方通血管」之後，從讀者的反饋中，瞭解到這個古方除了通血管以外還有其他的功效，其中，April小姐有非常寶貴的分享，同時還有一個很重要的提醒：「古法通血管會令血壓及血糖下降，如果有人在服用此等藥物時又服用通血管古方，請留意監測血壓及血糖指數變化，有必要及時請醫生減藥。」食療不是鬧着玩的，食療的效果立竿見影，而且沒有副作用，April小姐的提醒值得再強調一次。

以下是來信全文：「我把這個古方介紹給朋友，效果是正面的，血管真的通了，她吃了一個星期以後，連經也通了。同時，對糖尿病也有療效，我的朋友糖尿病二型，加上心臟病，在過年的時候心臟不

我把這個古方介紹給朋友，效果是正面的，血管真的通了，她吃了一個星期以後，連經也通了。

舒服，我向她推薦這個古方，到了三月左右，她說血糖已經下降到幾乎正常，不過在這個週末的時候（五月初），她說曾經試過血糖太低而頭暈，要進醫院，因為她服用古方之後沒有及時減藥……」

這位患者太想快點把血糖降下來，她不知道血糖太低一樣危險，所以忘了減藥，另一方面，她又加重古方的每日份量，April小姐的來信說：「……在過去兩個月，她喝了一千二百五十毫升，有時候一天喝兩湯匙。血糖正常回到五後她不知道，還是繼續服藥，後來就頭暈。」一水杯是二百五十毫升，一湯匙是十五毫升，這樣算起來，她是每天喝兩大湯匙，而正常的份量是一湯匙。

April小姐的分享非常珍貴，很感謝！

血壓高有甚麼症狀？經常性的頭痛、失眠、心跳異常、心口發悶、好像空氣愈來愈稀薄、人快要窒息，……

高血壓的故事

Rosa小姐今年四十歲，但是已經有二十年的高血壓歷史，她的案例對我們有很多啟發。

Rosa：「本人自二十多歲開始發覺有高血壓，曾經因為有一次高至二十／一三〇而入醫院，之後數年不停進出醫院檢查。期間，因膽息肉而動過膽切除手術。為了找出高血壓的原因，甚至進行過心導管手術（不需要通波仔），但依然找不到原因，結果大概十年前終於屈服，開始服西藥……」

有一種高血壓是因為飲食引起血管堵塞，這是可以從掃描檢查看得見的；但另外一種高血壓，從西醫的角度來說，是無法從身體的機能上找到毛病的。Rosa小姐的高血壓屬於這種情況。

我問Rosa：「你是不是工作很大壓力？」答：「是……以前十多年都是從事航空公司。」精神持續緊張的結果，就有可能引起血壓高，根據資料，「英國已經把心理疾病列為第二大工傷」；《財富》雜誌：「(現代社會)最後的禁忌，不是性，不是酗酒，不是毒品，而是職業壓力。」

我身邊有幾位朋友都是女強人，工作的責任很大，她們的飲食都很健康，血管很乾淨，但都有血壓高。血壓高有甚麼症狀？你如果有經常性的頭痛、失眠、心跳異常、心口發悶、好像空氣愈來愈稀薄、人快要窒息，你就可能是患上了高血壓，或者在高血壓的邊緣了。

神經與血管先黐線

中醫把高血壓叫心腎不和，肝火太旺，西醫把血壓高叫腎源性高血壓，但西醫沒有去治腎，西藥針對的是血壓，所以血壓高的人終身服藥。

降壓藥是擴張血管的，也無端使前列腺肥大，這就多了一個病。女人吃降壓藥的，很多有尿滴漏，隨時失禁。所以Rosa會說：「……結果大概十年前終於屈服，開始服西藥」，她在服藥前已經知道會有這種副作用，她想抗拒，但在主流醫學的洗腦下，也只好屈服了。

持續的壓力與情緒緊張會影響睡眠，會在不知不覺間影響與家人、同事的關係，也會患上高血壓。如果你反問：不可能吧？我生活

工作壓力，加上心理壓力，使神經功能出現問題，在鞠線之前，神經與血管先鞠線了！

正常，飲食清淡，不煙少酒，定時運動，也沒有高脂肪、高膽固醇，怎麼可能有高血壓？

答案是：還是會有！這個高血壓是你自己「想」出來的，換句話說，你的大腦皮層的高級神經系統功能失調了。在你因為血壓高而經歷心跳異常、心口發悶、好像空氣愈來愈稀薄、人快要窒息等症狀，你身體中的神經與血管正在沒有理性地收縮。為甚麼失去了理性？

學者認為：「大腦皮層的高級神經系統功能失調，可能是高血壓主要的發病原因。」就是說，你的工作壓力，加上你的心理壓力，使你的某些神經功能出現了問題，在你鞠線之前，你的神經與血管先鞠線了！

（高血壓的故事・二）

泡腳降血壓法

這時候如果馬上去醫院，醫生會給你一粒小藥丸，半個小時之後，先前所有的症狀都會消失，這粒藥丸叫肌肉鬆弛劑，是放鬆用的，多吃會上癮。

但這粒藥沒有治好你的高血壓，不過由此得知，如果你能夠經常鬆弛肌肉，你的血管就會減輕了壓力。

我們如何令自己的肌肉鬆弛？其中一個方法：熱水泡腳。方法是：把水燒開，放入一到二湯匙廚房用的小蘇打(梳打粉，Baking Soda)，等水溫能放下腳時開始泡腳，每次二十、三十分鐘。這是既能讓你上癮，又沒有副作用、又替你鬆弛肌肉、又治好高血壓的無上良方。

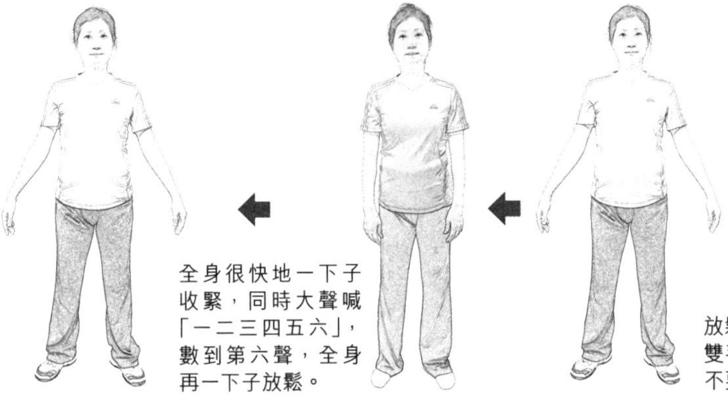
「老番氣功」
放鬆直立，
雙手下垂，
不要握拳。
全身很快地一下子
收緊，同時大聲喊
「一二三四五六」，
數到第六聲，全身
再一下子放鬆。

（有糖尿病和靜脈血栓的患者用泡腳方前要先請教醫生。）

太極、瑜伽、氣功、打球、行山、游泳、聽音樂、唱歌、閱讀、與貓貓狗狗玩……，對降血壓都很有幫助，同時，還可以學一招老番氣功，這是一位美國醫生發明的，原載於美國醫學雜誌《Prevention》，他發明的秘笈叫「Isometric Exercise」，這是一系列的靜態運動，其中針對高血壓，有一個十分見效的動作，其動作解剖如下：放鬆直立，雙手下垂，不要握拳，全身，包括頭、頸、胸、腹、背和四肢，很快地一下子收緊，同時大聲喊「一二三四五六」，數到第六聲，全身再一下子放鬆。就這樣一緊一鬆，反覆做三次，每日做三至五次。如果在辦公室不方便叫，小聲說也可以。

（高血壓的故事・三）

粟米鬚、鈎藤降壓

Rosa得了高血壓，希望少吃藥，用食療改進。

Rosa：「……今年初剖腹生了兒子，並剛在上個月過了四十歲生日，但隨之帶來就是身體各種警號。懷孕的時候相信因為血壓高的關係，有血糖高及血脂高，最後更早產了七個星期，BB現在已九個月而出生時只有三．八磅，自生產後血糖仍一直偏高，我從二月份開始已一直用油拔法和服用青檸煲雞，但控制血壓血糖都未如理想，只有服用血壓藥……另想請教粟米鬚煲果皮水的粟米鬚是藥材舖乾的那種，還是街市新鮮的？」

兩種粟米鬚都可以。粟米鬚是治療高血壓的其中一種好食材，還有一種藥材叫鈎藤，是治高血壓的高手，介紹一個粟米鬚、鈎藤、陳皮茶：粟米鬚、鈎藤每次三十克，陳皮五克，放在保溫杯中冲滾水，焗半小時後，當茶泡喝一天，喝完再焗泡。

Rosa是典型的三高，香港百分之六十一的人都有三高：高血壓、高血脂、高膽固醇。Rosa希望少吃藥，是有道理的，有人吃降壓藥後兩年得了併發症，舌頭不能動了，不會說話，咀嚼得很慢，因為他的運動神經元萎縮了。有人長期服用降壓藥，最後腦梗了。「半畝田」的讀者中不少長期吃降壓藥的，很多會有尿滴漏、隨時失禁，後來服用了布緯食療，這個毛病便消失了。

（高血壓的故事．四）

大包圍三高

用食療治療三高，我建議：首先服用布緯食療，從根本上改進細胞的健康，同時在飲食上與保健上用功。

高血壓分兩種，通常我們講的高血壓病，是指原發性高血壓，它佔整個高血壓中的百分之九十，是沒有具體的發病原因的，部分腎炎患者也會出現高血壓，這時的高血壓就是繼發性的，一個疾病是由於其他疾病而引起的稱為繼發性。

我其中一部電影叫《似水流年》，編劇是位大胖子，他就是血壓高。和他談劇本久了，就會頭暈目眩、視物不清。現在我知道他應該服用決明子。

決明子茶：決明子十五至三十克，放在保溫杯中沖滾水，當茶喝一天。如果在家的時間多，抓一把綠豆煲綠豆湯，也是減壓良品。

大部分的高血壓是由不會放鬆開始，精神緊張帶動血管收縮，全身小動脈長期痙攣，會引起腦供血不足，可致腦出血、以及蛛網膜下腔出血，就是突然看不見了。血管痙攣縮窄，心臟必須加倍努力工作，才能使血液達到各處，其結果是心臟過勞，左心室肥厚擴張。腎臟也因而受影響，腎小動脈硬化，形成腎缺血，惡性循環反過來促使全身小動脈痙攣，又加重了高血壓。

每天生活在壓力中的人，一定要懂得隨時自我調節，上文我介紹了一個老番氣功「Isometric Exercise」，以下這個方法適合在任何時候用。

（高血壓的故事．五）

各種秘笈治高血壓

靜坐（靜立）降壓法：任何時候，靜坐，或者靜立，閉雙眼，重複默念「放鬆——」，全身放鬆，意念集中在腳底以下，觀想地板打開了，地板下面是一片光。二十分鐘後血壓就降下。

睡覺時候用「降壓明礬枕」：把三千五百克明礬敲碎成黃豆大小，裝入枕頭袋。

中醫治血壓，從清肝、清血脂開始。如果血脂高，試試這個去血脂降血壓驗方：草決明八克；黨參八克；山楂片十克；綠茶四至五克。材料放進保溫杯，沖滾水，焗半小時後喝，當茶葉續滾水喝。以上這個方法很方便，每天上班也不怕，在辦公室也可以照做。

還有一個方適合不同需要的人，讀者中有試過的，反饋說非常有效，治療時間是一到兩個月。玉米鬚麥芽治脂肪肝：玉米鬚、麥芽、丹參、茯苓各三十克，生山楂、何首烏、赤芍、當歸、白朮各十五克，丹皮、青皮、陳皮、柴胡、黃芩、甘草各十克。每日一劑，加水過食材面，煮成一碗。二十劑為一療程。可以加一小塊瘦肉。

功效：降脂利濕，疏肝理氣，活血化瘀。主治脂肪肝。若惡心者，加法半夏十克；若腹脹者，加炒萊菔子十五克；若吐酸水者，減山楂劑量，加烏賊骨二十克。右脅疼痛者，加龍膽草十五克。

（高血壓的故事・六）

好食物包圍

三高的飲食要非常注意。

戒口：咖啡會使血管收縮，導致血壓升高。戒太鹹、煎炸、太甜、肥肉、動物腦子、魚子等。晚上千萬不能吃肉。忌喝牛奶，改喝豆漿，豆漿有降血脂的作用。忌辣椒。忌冷飲。

另一方面，要在平日的飲食中，用以下的食物把自己包圍。

一、果汁、芹菜汁、蘋果汁、橙汁、馬鈴薯汁每天喝，也可以替換着喝。橙汁含豐富的維他命C。英國醫生對六百四十一名成年人的血液進行化驗後發現，維他命C含量越高的人，動脈中的血壓越低。

蔬菜、檸檬和其他酸味水果，也可起同樣作用。

二、用「鎮江香醋」加蜂蜜，口味自己調，泡蒜頭（去皮）、和花生米（不是炒熟那種）。泡兩星期後可以食用，花生米每早空腹、晚睡前各服十粒，蒜頭兩個星期以後變成綠色，每天吃二至三瓣。兩種食物也可以不加糖，或者分開泡。

三、荷蘭和丹麥的科學家均證實：飲食中含有較高的鈣會使血壓下降。荷蘭的科學家檢查了二千三百個進食含有較高的鈣質食物的人，發現他們的血壓較正常飲食的人要低。原則上，鈣只能從曬太陽和從植物中補充，洋葱的含鈣極高，英國權威《自然》期刊，把洋葱列為最能有效防止骨質疏鬆的一種蔬菜，其效果甚至比特效藥Calcitonin還好。吃洋葱的方法，參考《嚴浩特選秘方集》第一集第一章。

（高血壓的故事．七）

每天自己量血壓

續談三高飲食。

四、每天早上喝一杯馬鈴薯（薯仔）生汁。如果每週平均吃五至六個土豆，患中風的危險性可減少百分之四十。

五、每頓飯加以下的涼菜：

涼拌天麻：將天麻塊洗淨，用刀像切土豆一樣切絲，然後用開水汆一下，撈出。待涼後和薑絲、蔥絲一起拌合調味。可以加入海藻類，也可憑自己口味加入其他食材。用甜青椒（不是辣的，又叫燈籠椒）和長形的茄子，洗乾淨，連皮切成絲或者切成片，用麻油、醋、醬油涼拌。

涼拌木耳：將木耳浸泡水中泡散。置滾水中煮約七、八分鐘，撈出，瀝乾。用作料涼拌，即成。

六、吃十穀米、初榨橄欖油、芝麻、冷榨亞麻籽油。還要早睡，運動，每天，或者隔天，晚上用熱水泡腳。

自己在家中應該有一個量血壓器。嚴格來説，人每一時刻的血壓都是不一樣的，隨着人的心理狀態、時間、季節、氣溫的變化以及測量的部位、體位的不同而發生變化的。最佳的測量血壓時間應該是清晨起床後，這時人處於一種靜息狀態下。清晨起床測的血壓是基礎壓，上午九點至十點是血壓的一個峰值，正常血壓一般在正常範圍內波動。如果在峰值測的血壓過高，説明血壓異常。食療和物理療法開始以後從第三天開始，要每天定時量血壓，看血壓是否下降。

（高血壓的故事．八）

古方通血管：生薑去皮，大蒜去皮，檸檬去皮，分開榨汁，都倒入瓦煲中，再倒入一杯有機蘋果醋……早上空腹喝一湯匙。

降壓過度會中風

專家建議，血壓慢慢降下來以後，降壓藥應該相對減少，目標是停止藥物，轉成用食物調整血壓。

降壓過度會中風，美國對三百廿二例老年病人的保健醫師進行查詢，有一百七十七位醫師在回信説，三十例老年高血壓病人在用降壓藥後兩周內出現腦缺血或中風。這些病例多數同時應用兩種以上的降壓藥或未遵醫囑隨意加大藥的劑量，過度降壓。

可見，降壓過度易致中風，尤其是老年人。夜間的時候，當血壓處在生理性變化過程中的最低點時，藥物的過度降壓，更易促發缺血性腦中風。

我還介紹過一個很有效的古方通血管方法。以上介紹多過一種方法，是因為只要這些東西總在身邊，您的高血壓就控制住了，只要形成了一種養生方式，那麼就不是病人了！

（高血壓的故事·九）

糖尿、三高、便秘

讀者MM小姐來信分享吃野山茶油的經驗：

「我在『香港心腦保健會』買了支野山茶油。我用生油拌飯吃，但每次吃完後舌頭都白了，很難受。初時以為太油，我的腸胃差，受不了。後來翻看你的專欄，知道這油屬寒性，我胃寒，於是我加些薑，再蒸熟油就好多了。想請問加薑吃應該沒問題吧？」答：「你做的很對！不過不要晚上吃薑。」

把油蒸熟的方法，是把一湯匙的油放在碗中，放在飯面蒸熟。我介紹過喝蜜糖加肉桂粉可以通宿便，這個方法很見效。但是如果有嚴重的便秘，就要服用野山茶油。野山茶油可以潤腸治便秘，也同時去

在連續食用野茶油六個月後，高血脂病人的總膽固醇和低密度脂蛋白膽固醇均有明顯降低；高血壓病人的收縮壓有明顯降低，舒張壓有所改善。

大腸中積聚的毒。吃法：用十至十五毫克（一湯匙多一點）野山茶籽油加蜂蜜，每天早晚各服一次，連服三至五天可治老年便秘。如果體質寒，可以學MM小姐的吃法，把油蒸熟再吃，但治便秘最好不要加薑。

野山茶油的好處很多已經被科學證實，可以降三高，甚至幫助糖尿病人降血糖。據上海第二醫科大學施榕教授所做臨床研究證實：「在連續食用野茶油六個月後，高血脂病人的總膽固醇和低密度脂蛋白膽固醇均有明顯降低；高血壓病人的收縮壓有明顯降低，舒張壓有所改善；糖尿病人的空腹血糖顯著降低，空腹胰島素水平從干預前的十八點一九U降低為十六點六U。糖尿病伴有血脂異常的患者食用野茶油六個月後，總膽固醇和低密度脂蛋白水平下降幅度大於血脂正常者。」

野山茶油服法：每天三次，每次一湯匙，加入食物中。

黑大蒜是好東西

住在澳洲的讀者Judy第一位把「油拔法」帶到「半畝田」來分享，之後，很多人都因為這個寶貴的分享而改進了健康。

我說她是香港「油拔法」的教母，她在信上說：「哎喲，您別這麼說，折殺小女子啦，哈哈哈哈哈，我只不過是個messenger（信差），是您把這療法寫出來，大家才能受益啊！」「半畝田」和《爽報》的「嚴選偏方」都有很多信差，這些信差都是上帝的天使，為大家帶來健康的信息。

Judy又為我們介紹了一種健康食品：黑大蒜！這東西在健康食物店賣得很貴，雖然我很喜歡吃蒜頭，但我還是捨不得花錢買，心想不吃就算了。可是Judy告訴我，黑大蒜竟然可以自己做。自己做？香港哪來的黑大蒜？黑大蒜不是用黑顏色的大蒜做的嗎？真是大大的誤會。真相：黑大蒜原來是白色的！以下是Judy的分享。

Judy：「我也自己做黑蒜吃，黑蒜對三高——高血壓，高膽固醇和高血糖很有效。我的個人經驗是對感冒很有效。晚上吃一整個蒜球，睡覺時拼命出汗，第二天感覺好大半了，呵呵……」

我上網翻了一下資料，看見黑蒜在剛來香港的時候，被吹牛為：「利用日本人發明的特殊技術，通過約兩個半月至三個月時間加工，將大蒜發酵處理而成。」

看看Judy發明了甚麼特殊技術做黑蒜……

自己做黑蒜

續談黑大蒜的製法。

Judy：「……自己做也很簡單。把整個大蒜——一定要用紫皮的，其他的做出來會有苦味。帶皮放進電飯煲，然後保持keep warm保溫狀態大概十二天左右，拿出來的大蒜會變成黑色，再放在陰涼的地方風乾五天左右，就行了。黑蒜一點大蒜味都沒有，吃起來是甜甜的，而且功效比大蒜好很多。在澳洲的市場賣一百五十澳元一公斤，差點被嚇死，還好終於學會做了，哈哈哈哈哈。」

「做黑蒜時記得千萬中途不要打開蓋子，不然會影響發酵的。而且最好放在通風的地方做，呵呵，頭幾天會有大蒜味出來，之後味道

「把紫皮大蒜連皮放進電飯煲，保持keep warm狀態大概十二天左右，……會變成黑色，再放在陰涼的地方風乾五天左右，就行了。」

會減輕。可是等黑蒜做出來，一切都是值得的，真是很好吃啊，哈哈哈哈。我在老外網站和中國百度網都能找到對黑蒜的詳細介紹。最令人感動的是黑蒜能主動將糖轉化為能量，使糖尿病人擁有普通人一樣的化糖能力，還能抗癌，增加免疫力，實在是太感動了，哈哈哈哈。祝製作成功。」

根據網上資料，黑蒜中的微量元素含量高，味道酸甜，無蒜味，具有抗氧化、抗酸化的功效，特別適合三高人群、癌症患者。黑蒜也有消除疲勞、提高體力、解決便秘、保護肝臟、提高前列腺活性、促進睡眠等多種功能。

記得，要買紫皮的蒜頭，是連皮一起放進電飯煲中的，調到保溫，要十二天的時間，大概貴就貴在這個人工上了。

Judy的信中充滿笑聲，我特意把原文留下，讓大家都能分享。

做黑蒜頭補充

Judy擔心我們自己做黑蒜頭不成功，又特意來信提示：

「首先，蒜頭最好不要直接接觸電飯煲底部，下面最好墊一塊竹篾，蒜頭平放在竹墊上，大概互相只隔一毫米。」

「電飯煲裏不能有金屬的器皿，最好用木質、竹、玻璃，或瓷器做材料的用具。因為在十二天中，電飯煲裏的溫度會在五十至六十度之間。加上裏面有一定的濕度，如果金屬的器皿放進去會生鏽的，電飯煲內膽的塗層也會受損。我第一次做的時候，放了一個蒸餸架，結果生鏽了。塑膠的架子也不建議使用，因為蒜頭會吸收膠味。」

「保持這個溫度，在十二天內就可讓蒜頭發酵成黑蒜。如果想一

「電飯煲裏不能有金屬的器皿，最好用木質、竹、玻璃，或瓷器……，十二天中，煲裏溫度在五十至六十度之間……塑膠的架子也不建議使用……」

次過多做些黑蒜，我是用兩個竹蒸籠把蒜頭放進去，再疊起來，香港有硬的竹篾，平放在蒜頭上可以放第三層。如果蒸籠接口有鐵線，底上最好放雙竹筷子墊一下，以保護電飯煲內膽。陶做的湯煲如果有保溫功能，代替普通電飯煲最好。蒜頭之間不要互相緊貼，以便使電飯煲內有良好的空氣和濕氣循環。」

「黑蒜風乾後放在有蓋的存氣瓶或盒裏保存，玻璃或膠盒都可以，放在陽光照不到的地方就可以了。」

「黑蒜頭做法：把整個大蒜——一定要用紫皮的，其他的做出來會有苦味，帶皮放進電飯煲，然後保持keep warm保溫狀態大概十二天左右，拿出來的大蒜會變成黑色，再放在陰涼的地方風乾五天左右，就行了。」

非常感謝Judy！

做黑蒜再補充

很多讀者來信希望知道做黑蒜的細節，以下是兩個最多人問的問題：「請問什麼叫紫皮蒜頭呢？」紫皮蒜頭就是香港人說的「獨子蒜」，在香港，只有獨子蒜的皮是紫色的。

另外一個：「請問飯煲內要否加水？按保溫後，飯煲很熱，真的可以連續開十二日？」

我把問題再請問住在澳洲的Judy，中秋節假期之後她回信：「我們一家出門去玩了，回覆晚了，不好意思。請問這位粉絲的電飯煲是電子的嗎？如果多功能的電子飯煲，大概有保險功能控制溫度，所以不能保溫太久……我用的是只有煮飯功能的密封式電飯煲，所以沒有這個問題，呵呵。再者，我試過用舊式的玻璃蓋非密封的電飯煲，結果水氣封不住，蒜頭都變成了木乃伊！所以用單一煮飯功能的密封式電飯煲會好一點，太先進的電飯煲也許會有保險裝置的問題出現。」

問：「電飯煲中要加水嗎？」答：「電飯煲內是不需要加水的，直接把蒜頭（連皮，不要沾水）放進竹或木做的蒸籠，因為電飯煲是密封式的，所以有足夠濕度來發酵。」

「保溫十二天是沒有問題的，我以前做黑蒜是保溫十五天的，後來覺得做出來的蒜頭帶酸味，所以改成十二天，電飯煲都是沒事的，雖然是有點燙。如果是國產的電飯煲，我就不敢說了，但是在香港買的國產電飯煲質量應該還是可以的。祝大家早日成功，呵呵！」

如果水分不能鎖死在電飯煲裏的話，蒜頭會乾掉變成木乃伊的！

做黑蒜再分享（上）

讀者們自己做黑蒜後，有成功有不成功，其中一封來信是這樣的。

曾小姐：「……用電飯煲保溫了十二天後，蒜是黑了，但亦乾乾脆脆的，不像在街買回來是軟軟無蒜味。請問是否要再蒸呢？」我把信轉給「黑蒜教母」，也是香港的「油拔法教母」——澳洲的讀者Judy小姐。Judy：「蒜剛做好的時候，打開電飯煲的一刻應該會有蒸汽，而且蒜頭應該是濕的，所以才要風乾五天。請問讀者是否用舊式的非密封電飯煲，如果水分不能鎖死在電飯煲裏的話，蒜頭會乾掉變成木乃伊的！呵呵！」

「黑蒜教母」Judy覆信後又去做了一批黑蒜，十二天後，她非常驚訝地來信。Judy：「還記得不久前有位讀者説她做出來的黑蒜一拿出煲就乾乾脆脆的嗎？這回真的很邪門啊，哈哈哈哈哈，我做了整整一個冬天的黑蒜，拿出煲時都是濕濕的，昨天一打開煲，蒜頭居然也是乾乾脆脆的！當時看到大吃一驚，不會糊了吧？但後來掰開蒜頭看看，蒜肉是黑色的，而且也很濕潤，好像還不錯啊。風乾了一晚後，居然跟風乾了二十天的黑蒜外表一樣……（Judy附上了照片，可惜無法分享）

我和老公想了一個晚上，估計原因大概是這樣的：這次我買的蒜頭比平時的大，而且也多買了二，三個，平時蒜頭都是打平放，互相預留一點空間，這次是平的豎的放都有，心想不要浪費空間啊，就拚命塞完了。呵呵……」

做黑蒜再分享（下）

Judy續談黑蒜製法。

「……不知道是因為蒜頭發酵也會釋出熱量，水分會因此蒸發掉，還是因為現在澳洲開始夏天了，放在車房的電飯煲裏的水分會比較容易透過小氣孔蒸發？這些都是我們的估計而已，所以今天我又做了一批蒜頭。這回不敢放太多，看看十二天後會怎樣，呵呵。」

「其實這次的蒜頭外皮雖然乾，可是味道還是不錯的，我昨晚嘗了一粒。您可以告訴那位讀者嗎？如果乾脆的外皮下的蒜頭變黑，濕潤，而且嘗起來微酸甜，那應該也算成功了，呵呵。不好意思現在才說，我也是昨天晚上才第一次遇上這情況的，呵呵！」

「另外，我還發現如果黑蒜風乾得越久，味道會更醇，而且外表更像網上賣的黑蒜。網上還有另一個四十天的自製黑蒜方法，就是把黑蒜放進可以保溫六十度的oven（大焗爐）或warmer（小烤箱），進行四十天的發酵，這其實跟電飯煲大同小異，電飯煲只是把蒜頭快速加溫發酵，然後在風乾的階段蒜頭繼續發酵。」

「我準備買個pie warmer（小烤箱）試試四十天的做法，不過這兩個月要準備搬家，所以搬家後再進行，呵呵。不過可能沒人陪我一起癲了吧，哈哈哈哈哈。不過要吃好東西，真是要付出努力和時間啊，不然黑蒜怎會賣那麼貴，對吧？呵呵！祝快樂安康。」

能自己在家中做一些好吃的東西，是減壓、降壓的最好方法，也是一種福氣。讓我們靜待「黑蒜教母」的新一批黑蒜消息……

製造黑蒜成功

讀者Maggie來信，宣佈製造黑蒜成功了！

「我根據Judy小姐的介紹，膽粗粗的就用家中的陳年西施電飯煲做起黑蒜。起因是爸爸(六十九歲)心臟有疑似冠心病，膽固醇及血壓都偏高，過去幾年都要吃減壓丸。但自讀了你的專欄，他自去年年中已有每朝吃怪物飯的習慣，加上他本身每天都會去游泳，服用減壓丸份量已減少。」

「自九月二十四日你首次介紹黑蒜的功效及製作後，翌日爸爸便買了兩斤獨子蒜，我很輕鬆地便將它們全部倒進西施電飯煲，按下『keep warm』便算了，並沒有將它們一層層分開。十二日後，黑蒜就

全部倒進西施電飯煲，按下「keep warm」便算了，並沒有將它們一層層分開。十二日後，黑蒜就成功誕生了！

成功誕生了！我們全家都是第一次嚐黑蒜——對於帶有甜味的蒜頭，haha好新奇！」

「十月十八日再做，份量加至四斤，今次在飯煲底先放上竹墊，因上次在底部的蒜頭有幾顆焦了。對於Judy提及的pie warmer，不知有多大，要找找。再次感謝Judy和嚴先生的好介紹！」

問：「你沒有把黑蒜風乾嗎？」答：「啊，忘記了分享。風乾了五日以上，再放入樽內，蓋擰緊。剛剛檢查過，還是一樣濕潤。」

成功了，真高興，高興之餘沒有忘記和大家分享快樂，真有心，很感謝Maggie！

「蒜頭還在風乾中，我偷偷嘗了幾個，……哈哈哈哈哈哈哈」
只看黑蒜教母的哈哈哈來信，已經夠減壓了。

黑蒜教母的黑蒜

黑蒜教母Judy來信，信中還附帶了黑蒜的錄像，可惜無法分享照片。

Judy：「上次給您寫完信後，我又做了兩鍋蒜頭……無論蒜頭的表皮濕潤與否，都沒有關係的，因為已經是成功了，呵呵。十四號出煲的蒜頭還在風乾中，我偷偷嘗了幾個，酸酸甜甜，很好吃。真正成功的黑蒜果肉應該完全是乾的，蒜肉與蒜皮是完全分開的，吃起來軟軟QQ的，感覺像是果汁軟糖，酸味已經完全沒有了，只帶點微微的甜味，呵呵。但是由於經常被偷吃，只有少數蒜頭能真正挨到完成階段，哈哈哈哈哈哈哈。」

「香港的阿姨來電話説做出來的黑蒜不好吃，其實是因為她風乾的時間不夠，呵呵。付出耐心和時間，就一定能做出好的東西，呵呵……如果想蒜頭風乾的快一些，還是有辦法的：只要把蒜粒連皮掰開來風乾，是可以快一點的，我平時是用透氣的網把蒜頭蓋住，讓它們慢慢風乾，如果蒜頭風乾時間不夠，就把蒜粒多風乾幾天，以可以看到或摸到蒜肉與蒜皮分開為標準。」

「正如您所説的，花時間做一些好東西的確是減壓、降壓的好方法，尤其家裏有時不時扭計的老公和阿女，哈哈哈哈哈哈哈哈哈哈哈哈哈，感恩，感恩。祝大家早日成功，呵呵。」

只看黑蒜教母的哈哈哈來信，已經夠減壓了。謝謝教母為大家分享，感恩，感恩。

黑蒜心得再分享

自從「黑蒜教母」Judy分享做黑蒜的心得後，讀者們也自己做，也開始有了可以分享的心得——

Christina Chan小姐：「我也想分享一下自己做黑蒜的心得，第一次做是兩周前，用『多功能』的西施煲，發現有問題，因為差不多每兩天飯煲會自動跳掣，保溫的燈不停的閃，摸一下煲蓋是涼的，於是我便再按保溫掣，如是者過了十二天，蒜頭拿出來後並沒有完全煮熟，嘗試吃一顆，帶辣而且還沒有軟，可能是保溫跳掣沒有及時發現，中途沒有熱量，製作不成功。我靈機一觸，把這一鍋還沒有熟的蒜頭用明火蒸兩到三個小時，蒸出來的效果跟你們講的差不多，吃下去也比先前的甜……」

「……製作不成功。我靈機一觸，把這一鍋還沒有熟的蒜頭用明火蒸兩到三個小時，蒸出來的效果跟你們講的差不多，吃下去也比先前的甜……」

問：「你的意思是直接放在火上蒸？成功嗎？」

Christina：「是的，經過多功能西施飯煲焗十二日後只是半熟，就用瓦煲用明火蒸二至三個小時，蒸出來再風乾。吃的時候剝開皮裏面一樣是黑色，味道甜甜的。可能先生誤會我整個過程只是用明火蒸，這個我沒有嘗試過因為不知道要蒸多久，而且不斷的加水比較麻煩，萬一蒸乾水就危險，所以我不會考慮這個方法。只是用來補救焗不熟的蒜頭，提醒其他讀者可以用這個方法補救。後來我再去買一個最原始的西施飯煲做第二批，三天過了都沒有跳掣的情況。看來選飯煲是很重要的。祝願其他讀者都成功！」

非常感謝Christina的分享，期待您下一個成功！

黑蒜教母再教路

讀者陳德賢：「本人買了一個新的西施電飯煲，買了二斤獨子蒜，煲底內放了二層竹格，全部放入電飯煲keep warm足十二日，期間沒有打開過電飯煲蓋，很成功，全部獨子蒜都變成黑蒜。」

「之後風乾了五天，但一食之後，辛辣味很重，一點甜的味道也沒有。請問出了什麼問題？」我馬上請教遠在澳洲的黑蒜教母Judy。

Judy：「蒜頭之間是否預留一厘米的空間以便空氣循環？風乾不夠也可能是一個問題。另外試試增加在電飯煲中發酵的天數一至二天，如果辛辣味還在，按情況增加發酵天數；還請留意電飯煲是否是

「請留意電飯煲是否是單一功能的（只有 cook 和 keep warm），如果電飯煲太先進也許會出現跳掣的問題。」

單一功能的（只有cook和keep warm），如果電飯煲太先進也許會出現跳掣的問題。最後，是一個最不可能出現，但也是有可能出現的——請問確定買的是蒜頭嗎？我這樣說是因為，我香港的阿姨來電說做出來的黑蒜很難吃，最後發現她買的不是蒜頭，而是一袋小葱頭，因為就擺在放蒜頭的籃子旁邊，她沒看清楚就買了，哈哈哈哈哈哈哈，那絕對是夠難吃的，真是眼淚都笑出來了。當然，這個case出現的可能性是很小的，也只有我這阿姨能做到啦，哈哈哈哈哈哈哈哈哈哈哈！老師，您一切都好嗎？很快又是新的一年，先預祝新年快樂哦，呵呵。」

好溫馨的問候。

我：「特別喜歡看到您的來信，我叫老婆也來看，兩個人笑得哈哈哈！分享感謝！祝您和家人幸福美滿！」

第四章

清肝膽、治腸胃、定情緒

第一集中收錄了一個排膽石清肝法……說過可以吃蘋果或者是蘋果汁，但讀者的實戰經驗證明，還是用蘋果汁有效，所以鄭重改正。

火炭毛加芝麻，大概是最健康有效的止瀉湯了，放一些在家中守門，比甚麼止瀉藥都好。

青木瓜中的酵素可以消炎止痛，比腸胃藥還有效，對腸胃炎、胃潰瘍、餐後胃脹、胃酸倒流等有顯著作用。

食量極少也會影響排便，必須注意服用粗糧、粗纖維的食物。

情緒病的人不喜歡運動，但堅持運動的人沒有情緒病，要注意這個賓主關係：你是身體的主人，情緒不是你的主人。

排膽石清肝法

《嚴浩特選秘方集》第一集中收錄了一個排膽石清肝法，讀者April小姐最近來信分享經驗，說排石很成功。

April：「……超級有效，很多粒膽固醇結晶體和皂化物排出來，膽沒有不適感覺。」但她的信中也提到：「……之前幾個月曾經試過，因吃的是蘋果，不是果汁，無效。」我的書中曾經說過可以吃蘋果或者是蘋果汁，但讀者的實戰經驗證明，還是用蘋果汁有效，所以鄭重改正。

「排膽石清肝法」也是個印度古方，要用六天時間準備：頭五天，每天飲用至少四杯蘋果汁（即每天一公升）。於早餐前喝，以及餐前半

第一集中收錄了一個排膽石清肝法……說過可以吃蘋果或者是蘋果汁，但讀者的實戰經驗證明，還是用蘋果汁有效，所以鄭重改正。

小時與餐後兩個小時，即每頓飯中間喝，不要在吃飯時與晚上喝。戒冰、冷飲食，少肉，戒奶，戒煎炸，戒奶油，少酒。

到第六天，不吃晚餐，傍晚六點鐘，用暖水一杯，衝一茶匙瀉鹽服下，Epsom Salt，藥房有售；到八點，再飲一杯同樣份量瀉鹽水，瀉鹽中有種物質能幫助打開膽道；十點，用半個檸檬的汁，加半杯約一百二十五毫升橄欖油，調混後飲下，也可以用純正芝麻油代替橄欖油，這是為了讓膽石更容易通過膽道。不要買與其他油混合的芝麻油。此後，不再吃喝，要立即躺下，身體向右側臥。第二天早上，大便中會有綠色的膽石。此後每年如法清肝膽一次。

「肝也會有結石，作者認為很多慢性病是因為肝臟有結石，所以影響吸收及排毒開始的……」

肝膽排石法分享

Calvin先生：「本人今天看到你有關『排膽石清肝法』的文章，剛好本人剛看完Andreas Moritz的《神奇的肝膽排石法》一書（中譯），有一些資料想向讀者們補充，希望可以幫助到他們。」

「書中作者在排石法的第六天完成後，要求在第七天多做一次，詳情如下：

第七天——

◎早上六點至六點半：喝二百毫升至二百五十毫升瀉鹽水

◎早上八點至八點半：喝二百毫升至二百五十毫升瀉鹽水

◎早上十點至十點半：可喝新鮮果汁」

「我相信第七天的用途是確保所有人都可順利排便，因作者說喝瀉鹽水後，會於一小時內排便。另該書作者亦強烈要求完成後要在兩到三天內做灌腸，因有機會有剩餘膽結石留在腸道內。他認為，如做完排石後第二天有不適，如頭痛，應是有剩餘膽結石在腸道內。他建議，如怕灌腸或被診斷為不適宜做灌腸的話，可以連續三星期每天早上喝瀉鹽水，以淨化腸道。」

「另外，作者要求以上一星期療程完成後，應於做完療程最少三星期後，再重複療程。直至連續兩次療程後，看到再沒有膽結石排出為止。他認為第一次的排石可能未完全將所有膽結石排出。他提出有個案連續做了八次才完成，亦有個案連續做了十二次。肝也會有結石，作者認為很多慢性病是因為肝臟有結石，所以影響吸收及排毒開始的⋯⋯」

非常感謝 Calvin 的分享！

肝膽排石法再分享

讀者lai wong再次來信提醒大家做肝膽排石法要注意的一個重要細節。

信中介紹了一個案例，有一位八十二歲的老人「經由她的家人推介而採用這種排膽石的方法，不幸於使用第三天，發生急性阻塞性膽囊炎，因化膿及敗血病而緊急手術，險些喪命。」

年紀太大使用這個方法的時候要加倍小心。lai wong提到，有一本書叫《神奇的肝膽排石法》，作者強調，為了避免膽管炎，「在第七日再飲用兩次瀉鹽是重要的！」

至於A小姐，則成功排石，排石前已有膽痛，用蘋果汁排石法後，最大一粒如第一節食指骨。

lai wong提到朋友中有採用這個方法，「五人全是中年女性，年齡大約卅至五十歲，三個人成功，二個人失敗。建議第一次用蘋果汁排石法的朋友，飲油加檸檬汁時由小份量開始，看看身體反應如何，才繼續飲用……因為D小姐喝下檸檬汁和油後，即時想嘔，但嘔不出來，很辛苦。而E小姐喝下檸檬汁和油後，『痛到飛起』。至於A小姐，則成功排石，排石前已有膽痛，用蘋果汁排石法後，最大一粒如第一節食指骨。B小姐成功排石，有八至九粒如黃豆般大。C小姐成功排石，沒刻意留意大便，但可看到很多墨綠色一點點浮在廁缸水面。如果有進一步的問題，可以用傳真聯繫台灣的雷久南博士，問問她的意見——琉璃光養生世界雜誌社，傳真：886-2-27529074。」

雷久南博士是台灣的自然療法專家。

火炭毛加芝麻，大概是最健康有效的止瀉湯了，放一些在家中守門，比甚麼止瀉藥都好。

火炭毛治肚瀉

年初三一早，田園師海倫打電話來，說她的孩子沾美瀉肚子，托我們一會兒去拜年的時候，順便幫她帶一些藿香正氣丸。

海倫的家離開有藥店有一點遠，她住在一片野田旁邊，一個被原居民廢置的村子，這裏人口密度非常低。雖然是這樣，這裏的山光水色已經被世人窺見過了：自從「半畝田」在兩、三年前寫過這個隱世小村以後，一篇小小的遊記吸引了不少媒體的注意，還引來了老番的「國家地理頻道」。這一天，和我同去向海倫拜年的還有天師伍啟天，我們到海倫家的時候，看見她正在灶台、飯桌、和沾美的便桶之間忙得夠嗆，沾美吃錯了東西，才剛拉完，不到幾分鐘又要拉，天師看了一眼我們帶去的藥丸，説千萬不要吃，問有「火炭毛」嗎？「火炭毛」二両，芝麻五錢，用四碗水煮成一碗，立刻止瀉。我暗想，這裏怎麼去找「火炭毛」，又沒有藥店，誰知道海倫已經跑了出門，在門邊就隨手採到了火炭毛。火炭毛是一片片的綠葉，長在一條鮮紅色的蔓藤上，葉子的中間有一小塊三角形的黑灰色，好像眼鏡蛇的頭。沾美喝了湯藥，肚子暖和了，很快便睡着，我們一頓飯還沒有吃完，他醒了，一個下午到傍晚再也沒有瀉肚，好了！

火炭毛在藥店裏有賣，大人孩子都適宜；火炭毛加芝麻，大概是最健康有效的止瀉湯了，放一些在家中守門，比甚麼止瀉藥都好。

地裏野生的、加上廚房裏有的，就把病治好了，所以説民間療法的智慧和趣味是人性的、雋永的。

青木瓜治胃潰瘍

讀者Bin是位在哺乳中的媽媽。

她來信：「本人患有濕疹和胃潰瘍，濕疹是去年懷孕時才開始有的，胃潰瘍是今年四月在孕後，口吐出血才發現的（胃痛的歷史則有十幾年了），四月份的時候我吃了六星期的Famotidine，胃不會再噯氣了，但仍感覺胃堵，醫生又開了六星期的Famotidine。可這回我不想再吃藥，因怕吃得太多會影響BB健康（我正在哺乳）。看到您的文章後我決定用馬鈴薯生汁療法和吃十穀粥，到現在已經一個月了，每天早上從不間斷，濕疹果然好了，但對胃潰瘍的作用卻似乎不是很大。每次吃完東西後，喉嚨深處仍有點燒灼的感覺……」

青木瓜中的酵素可以消炎止痛，比腸胃藥還有效，對腸胃炎、胃潰瘍、餐後胃脹、胃酸倒流等有顯著作用。

Bin的來信內容很多，我準備分幾天講。首先是馬鈴薯生汁療法，喝時應該加放一個蘋果榨汁。胃潰瘍必須馬上想辦法。胃病禁甜食、熏肉、熏魚、濃茶、汽水、油炸食品、辛辣、酸性食品。

治胃病：青木瓜一個，去皮，去籽，切小塊，加一小杯水，放入榨汁機裏榨汁，分三次，每天飯前喝。

如果木瓜是從冰箱裏取出的，要在爐子上升溫，升溫時把手指放在木瓜汁中試溫度，稍待不冰就馬上停止加熱，絕對不可以便成溫熱，否則木瓜中寶貴的酵素就死掉了。青木瓜中的酵素可以消炎止痛，比腸胃藥還有效，對腸胃炎、胃潰瘍、餐後胃脹、胃酸倒流等有顯著作用。性寒，孕婦少吃。但卻助長奶汁，對哺乳的媽媽最理想。青木瓜就是還沒有熟的木瓜，外面和裏面都是青顏色的。要用新界種的木瓜，市面的夏威夷木瓜是轉基因木瓜，不要吃。

苦戰便秘三十年

提肛解決了嚴重的便秘。

有一位大約六十歲的女讀者PP來信說：「本人一直依賴灌腸才能排便，自知有問題，可是沒法子，我吃得很健康，很清淡，但食量極少，也因為長久灌腸，自然排便功能似乎盡失……提肛做了三星期左右，當然也在食物上做了一些調整，當中有好幾次居然真的能『自然排便』，高興死啦！我是非一般便秘的患者，要知道過去三十年只試過兩次自然排便，哈，正確說法是肚瀉。嚴先生，謝謝你。我會努力做好。」

依賴灌腸才能排便，我相信在香港，有這個問題的人一定不是少數。「飲水提肛法」收錄在《嚴浩特選秘方集》的第一集，《嚴浩特選秘方集》已經出到第四集——《嚴選偏方》也已經出到第二集，這幾本小書能為大家的健康幫上忙，我很安慰，辛苦也值得。我平常半夜還要回讀者信，因為每天都起得早，有時候頗有快要油盡燈枯的感覺。

PP說：「再說奇異果，服了五天，不為減肥，我很瘦，體重只有四十二公斤，高一百六十二厘米。服奇異果汁的目的是治便秘，第一次服用（之前做了「飲水提肛法」）隨即有便意，可是之後不是每一次都見效。不打緊，仍會嘗試。」

食量極少也會影響排便，必須注意服用粗糧、粗纖維的食物。

《嚴選偏方》第二集在「野山茶油」的欄目下，有用野山茶油治老年便秘的良方。

飲水提肛、撮穀道

我曾經在《嚴浩特選秘方集》第一集中介紹「飲水提肛法」，提肛在古代叫「撮穀道」。

「撮穀道」也是個養生的方法，和「飲水提肛法」的道理一樣，但「撮穀道」法沒有同時飲水。「穀道」就是肛門，是「五穀殘渣之泄道」，古人很文雅。據說，乾隆皇帝也用這個方法養生，據清代皇室醫籍披露，乾隆皇帝能夠活到八十九歲的高齡，成為我國歷代皇帝中的最高壽者，這與他幾十年如一日地堅持「撮穀道」不無關係。

資料說：「撮穀道」隨時隨地都可以進行，不受時間、地點、環境的限制，或蹲、或站、或坐、或躺，悉聽尊便。其具體方法是：吸氣

「撮穀道」可以預防盆腔靜脈瘀血，增強血液循環，同時還可以使整個盆腔肌肉得到運動鍛煉，適合各個年齡層的人群，尤其是中老年一族。

時稍微用力，提肛連同會陰一起上升，呼氣時一齊放鬆，每次反復十至二十次，每日三至五次為宜。「撮穀道」可以預防盆腔靜脈瘀血，增強血液循環，同時還可以使整個盆腔肌肉得到運動鍛煉，適合各個年齡層的人群，尤其是中老年一族。對於中老年人常患的痔瘡、肛裂、脫肛、便秘等症，「撮穀道」也有明顯的防治作用。此外，對冠心病、高血壓病、下肢靜脈曲張等慢性疾病，也有一定的輔助治療效果。

總之練習提肛、或者飲水提肛法，對痔瘡、脫肛、胃下垂、腎下垂、子宮脫垂，對生殖系統、前列腺、小便不利、尿失禁、遺精、滑精、早洩、帶下病等都有很大幫助，還可提高性慾、增強性功能。下肢靜脈曲張是因為血液上升不利，三高是因為血液循環和代謝方面的疾病，提肛促進氣血運行，所以有幫助。

甚麼部分先衰老？

甚麼部分先衰老？不是臉部，雖然我們最疼愛的是一幅玉顏，矛盾的是，我們的玉顏是身體內部各器官健康狀況的窗口，任何器官不健康，都會從我們的臉上反應出來，所以說玉顏易老，這玉顏其實是無辜的。

當講起器官，一般人只知道心、肝、脾、肺、腎，有一個最大的器官最容易被人忽視——腸道。腸道在人體內盤繞長達五至六米，營養從這裏吸收，同時毒素、垃圾也從這裏排出，腸道是器官中最先衰老的地方。腸道不乾淨與很多難治的症有很大的關係，譬如皮膚病，腸道中需要益生菌，缺少了益生菌就有皮膚病；很多人喝了奶就瀉肚子，因為腸道中缺少了乳糖酶；有一種病叫腸漏症，會經常拉肚子；

腸道不健康，也會影響走路，人從下肢先退化，也因為腸道是最先衰老的地方。

腸道不健康，也會影響走路，人從下肢先退化，也因為腸道是最先衰老的地方。以上說的腸道病都是吃出來的，小心飲食就讓腸道重新健康起來了。腸道健康，皮膚病、腸漏症……也自然會好轉。

我們的玉顏靠一張皮撐着，而皮膚也是一個容易衰老的部位，隨着年齡的增長，皮下組織開始收縮，膠原蛋白開始減少。皮膚最大的殺手是紫外線，就是所謂的「光老化」，養成在陽光下戴帽是個好習慣。銀耳、蜂蜜、魚、蝦、蠔、豬皮、花膠、燕窩都對皮膚好。比起花膠、燕窩的價錢，豬皮更大眾化。每一百克豬皮中的蛋白質有二十六點四克，其中主要是膠原蛋白，而脂肪不到三克，是同份量豬肉的一半。

脊柱因為平時坐、立的姿勢不正、缺乏運動、吹冷氣、汗濕的衣服貼在背上等，使到脊柱提前老化。久坐的人每四十分鐘站起來活動一下有莫大裨益。

情緒病的偏方

丘竹博士對花椒很有研究，他說，花椒中的β-pinene，有科學研究指出應對抑鬱症有效。

花椒不是辣的，是麻麻的。花椒可以用滾水焗半小時後飲，用隨手一把的份量就可以；也可以放在鍋中煲出來味道以後喝掉。但根據丘博士的經驗，最好的方法如下：

上午的時候，在兩頓飯中間，放五、六粒花椒在舌頭底下，含軟了以後，慢慢嚼爛，花椒汁長時間地與吐沫結合然後吞下肚，對治療來說，是重要而關鍵的，這是一個酵化的過程，如果這個過程有一個到兩個小時，會有更好的效果，最後把花椒完全嚼爛，連渣吞下肚，

情緒病的人不喜歡運動，但堅持運動的人沒有情緒病，要注意這個賓主關係：你是身體的主人，情緒不是你的主人。

這是一次治療。每天服用。

要每天做瑜伽、太極之類的運動，或者每天最少走一個小時。每天要多次提醒自己深呼吸，在晨早和傍晚的時候曬太陽。情緒病的人不喜歡運動，但堅持運動的人沒有情緒病，要注意這個賓主關係：你是身體的主人，情緒不是你的主人。

桂圓是乾龍眼，要常吃，桂圓補益心脾，養血安神，在古醫書《飲膳正要》中說：「桂圓主治五臟邪氣，安志厭食。」甚麼叫五臟邪氣？因為胡思亂想而引起的病就叫五臟邪氣，正好是指情緒病，有了情緒病有可能厭食，桂圓是對症下藥。桂圓可以煮粥，也可以取適量的乾龍眼，用開水浸泡三十分鐘後飲用。

葛根對減壓、去肝火有幫助，葛根瘦肉湯加六、七粒桂圓可以安神。新鮮的沙葛榨汁加幾滴薑汁也可以舒懷安神。

……用小腹的力，張嘴大笑，「哈哈哈哈哈哈！」意想把胸中鬱結震開……

一笑能解千古愁

有線電視的攝製組去訪問天師伍啟天，天師在鏡頭前面示範了幾個養生動作，其中一個是有助改善情緒病的，很實用。

情緒低落令我們萎靡不振，長期的壓抑造成肝鬱，肝鬱必肋骨痛，胸腺痛，呼吸時氣短，再發展下去會乳腺炎，甚至乳癌。乳癌在近年來增加了很多患者，其中年輕的女孩子有不少，這和工作壓力有直接的關係。要知道，乳癌不是女性專有的，有一位男讀者在不久前得了乳癌，我已經和他通了幾個月的信，問他得病的起因，他說因為生意失敗引起憂鬱症。

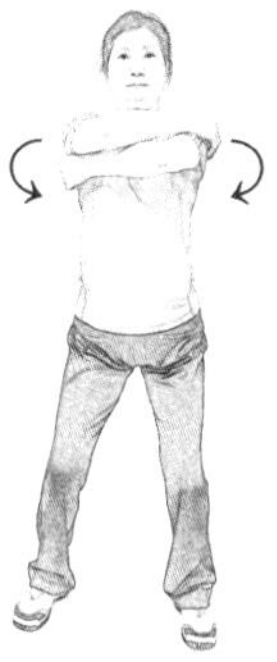

兩腿分立，微微下蹲。

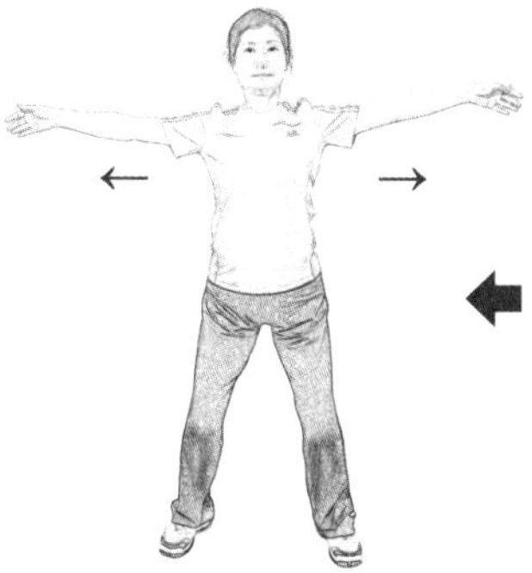

兩肩伸直，在胸前張開又合攏，正如體操的擴胸動作，連續七次，每張開一次吸氣，合攏的時候不呼氣。

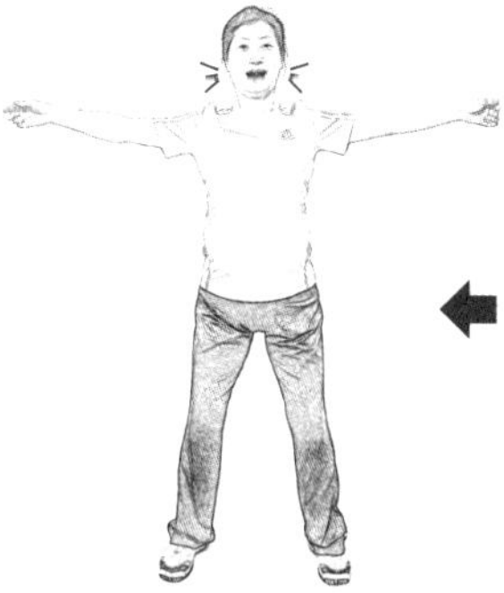

七次以後，待肺中積滿了氣，用丹田氣張嘴大笑。

有線電視製作的養生節目叫「食德好，嚴浩偏方」，這個節目用了三個月時間拍攝，製作很認真，有很多內容，天師示範的改善情緒病動作是其中的一個環節。動作用文字描寫當然不如直接看畫面容易理解，但也可以試試先白描一下：兩腿分立，微微下蹲，兩肩伸直，在胸前張開又合攏，正如體操的擴胸動作，連續七次，每張開一次吸氣，合攏的時候不呼氣，七次以後，待肺中積滿了氣，用丹田氣，就是用小腹的力，張嘴大笑，「哈哈哈哈哈！」意想把胸中鬱結震開，休息一下，再重複做幾次，每天在不同時段做三、五次。

情緒不好不要讓自己窩在家裏，心情越不好越要到處跑，情願去做電車男、電車女都不要在四面牆中發呆，去看電影、找朋友，甚麼都好，讓這一段日子過去就好。

慈心觀的故事（上）

我在《嚴浩特選秘方集》第一集中曾經為大家分享「慈心觀」，文中說：「『慈心觀』其中一個最不可思議的功效，是幫助你改進社會上的人際關係，使你在人事上添加助力。

這是傳我這個法的比丘尼宗映師告訴我的。我想起一位密宗大師，他是李連杰的上師，有人請他施法促成一件事，事情果然成了。後來有人請教上師施了甚麼法，他謙卑地笑了起來，說：『我只是把對方的照片放在面前，把一切好的祝願都加在他身上。』」

以下的這個故事來自網上，我看了以後深感震撼，剛好內容和《慈心觀》中的道理是一樣的，好像有人為這個道理寫了一個劇本。故事如下：

後來有人請教上師施了甚麼法，他謙卑地笑了起來，說：『我只是把對方的照片放在面前，把一切好的祝願都加在他身上。』」

時近傍晚，有一位和尚在返寺途中，突然雷聲隆隆，天下起了大雨。雨勢滂沱，看樣子短時間內不會停止，「怎麼辦呢？」和尚着急四望，所幸不遠處有一座莊園，只好拔起腳步去求宿一宵，避避風雨。

莊園很大，守門的僕人見是個和尚敲門，問明來意，冷冷地說：

「我家老爺向來和僧道無緣，你最好另作打算吧！」

「雨這麼大，附近又沒有其他的小店人家，還是請您給個方便。」和尚懇求。

「我不能擅自作主，等我進去問問老爺的意思。」

僕人入內請示，一會兒出來，仍然不肯答應，和尚只好請求在屋檐下暫歇一晚，結果，僕人依舊搖頭拒絕。和尚無奈，便向僕人問明莊園主人名號，然後冒着大雨，全身濕透奔回了寺廟。

慈心觀的故事（下）

三年後，莊園老爺納了個小妾，寵愛有加。

小妾想到廟裏燒香祈福，老爺便陪着一起出門。到了廟裏瞥見自己的名字被寫在一塊顯眼的長生祿位牌上，心中納悶，找到一個正在打掃的小和尚，向他打聽這是怎麼回事。小和尚笑了笑說：

「這是我們住持三年前寫的，有天他淋着大雨回來，說有位施主和他沒有善緣，所以為他寫了一塊長生祿位。住持天天誦經，迴向功德給他，希望能和那位施主解寃結、添些善緣，至於詳情，我們也都不是很清楚……」

莊園老爺聽了這番話，當下瞭然，心中既慚愧又不安。後來，他便成了這座寺廟虔誠供養的功德主，香火終年不絕。這是一位老和尚最喜歡講的，一個改造惡緣的故事。

這個故事講的是胸懷，其中滲透了「慈心觀」中的自然法則。老和尚在冷雨中受到的冷遇，沒有讓他起憤怒心，反而讓他起了一個悟心，為甚麼和這個人在過往生中沒有任何的善緣？於是他起了一個善念：我祝願他的一切都比以前好。這等於是為對方修慈心觀：「……這時候，你的頻率與大自然的頻率形成共振……你動的念頭，好比一塊石頭投進水裏，激起的水紋會蕩漾到你看不見的地方……在大自然同位共振的原理下，對方會收到從你的磁場發出的信號，他在潛意識裏受到你的祝福……磁場是互相交換的，別人會感覺得到。」在這個故事中，莊園老爺的小妾好比是催化劑，莊園老爺受了三年的祝福，時間到了，在催化劑的作用下，善緣便成熟了。

第五章

美容養生

開始蜜糖肉桂粉療法後會瀉肚子排宿便，宿便排清後停瀉，排除宿便後，體重明顯下降，在這個過程中會發現大便很臭，不要吃藥止瀉。

「推薦大家把大蒜切碎了生吃來提高免疫力」。……洋蔥……剁成醬，蘋果切成粒，混好以後，加進幾湯匙野山茶油或者橄欖油。

我們的內臟好比是個原始森林，好菌與壞菌每時每刻在開仗，我們的責任是通過飲食和休息去扶助這群為我們打仗的好菌。

椰子油加雲南白藥同樣可以治口腔潰瘍(生痱滋)。

人的性成熟期是十四至十五年，據此推算，所以人的壽命應是一百一十至一百五十歲。

關於女性經常生氣、慪氣、發脾氣……這種習慣一定會引起乳房、子宮方面的病，進一步再引起流產、不孕……

長暗瘡的女孩

愛哭鬼小姐想問如何重新改善皮膚，而她才廿二歲，這樣，就必須先瞭解她平時的生活細節。

愛哭鬼小姐：「我的身體一向不好，十八歲時發現右邊乳房有良性腫瘤，一年前已切除。腸胃很差，經常肚痛和腹瀉，不知道為什麼肚常常響。我看過嚴浩先生的書，知道疾病是來告訴我們平時的生活習慣不當，如果要改善，先自己要瞭解病是怎樣來……」

記得我們常說垃圾食品、甜食、冷飲、晚睡對健康的殺傷性嗎？尤其對女性更是加倍；來信便是說明。

「……這半年來，我改變了我的生活習慣，盡量十二點前睡，戒吃煎炸食物、朱古力和凍飲，多吃菜和水果和少發脾氣。」

就是說，在戒以前，經常吃的是煎炸食物、朱古力、凍飲，少吃蔬果、半夜不上床、加上經常發脾氣。關於女性經常生氣、慪氣、發脾氣引起的健康問題有很多實例，以後會一一細說。但肯定的是，這種習慣一定會引起乳房、子宮方面的病，進一步再引起流產、不孕，愛哭鬼小姐十八歲已經發現右邊乳房有腫瘤，是其中的典型。她還「腸胃很差，經常肚痛和腹瀉，不知道為什麼肚常常響」，這有三種原因：一，冷飲與垃圾食物傷了脾胃。二，腸道很髒，有宿便。三，腸道中的益生菌不足，原因是可能服用過抗生素，加上少吃蔬果，益生菌數量太少，各器官中也嚴重缺乏酵素。

嚴選美容十大法

愛哭鬼小姐說：「兩星期前開始用油拔法，我已經很努力令自己變得健康，但始終解決不了暗瘡問題。」

要有耐心，除了油拔法還需要其他各方面的配合。

一，生活上——嚴格戒口，必須十一點前上床。平時注意保暖。盡可能每天走路起碼三十分鐘。注意不要慪氣、發脾氣，做人隨和一點。

二，服用布緯食療，用油拔法。

三，早上第一杯水喝蜜糖肉桂粉水：蜜糖一湯匙，肉桂粉一茶匙，先混合肉桂粉和蜜糖，加入溫水。每天飯前喝，可以排宿便、減肥、治療胃氣、降膽固醇、助孕。男女適合。必須注意：開始蜜糖肉桂粉療法

開始蜜糖肉桂粉療法後會瀉肚子排宿便，宿便排清後停瀉，排除宿便後，體重明顯下降，在這個過程中會發現大便很臭，不要吃藥止瀉。

後會瀉肚子排宿便，宿便排清後停瀉，排除宿便後，體重明顯下降，在這個過程中會發現大便很臭，不要吃藥止瀉。以後可以停一停，選擇每吃完大餐後喝一杯清腸胃，也可以每天繼續。

四，下午吃一杯原味低脂乳酪，可以加蜜糖調味，如果可以買到一種叫Kefir的乳酪更好，有豐富的益生菌。不可以用「益力多」代替。

五，每頓飯吃一顆酵素。

六，每頓飯多菜少肉，多吃生的蔬果少熟食，多魚少紅肉。

七，換家中的精煉煮食油，用野山茶花油。

八，最天然的護膚品是椰子油加甜杏仁油。

九，不時吃花膠、豬皮、銀耳、燕窩。

十，臉上的皮膚是內臟的健康指數；不要以為化妝品越貴越好，這種東西越不用越好。

（以上大部分食材，包括優質的花膠，去香港心腦保健會打聽一下，都可能有。）

嚴選食療抗流感

流感季節到了，我周圍有一半的朋友都有各種程度的感冒，在這一片咳嗽聲中，又出現了禽流感恐慌，大家都想知道怎麼增強抵抗力，有甚麼藥可以吃，有一位媒體的記者問：板藍根有用嗎？

近十年來我們身邊發生過幾次嚴重疫症，每次民間都炒作板藍根，但到目前為止沒有一宗板藍根成功抵抗疫症案例。回頭看看，其實好藥在廚房中已經有，早在二〇〇九年美國和澳洲的流感防禦研究專家已經提出「推薦大家把大蒜切碎了生吃來提高免疫力」，將大蒜剁成泥後，與空氣接觸十五分鐘，然後混合一湯匙蜜糖加溫水飲用，這個方法不但能保存大蒜的功效，在口中留下的氣味也不重。建議用生

「推薦大家把大蒜切碎了生吃來提高免疫力」。……洋蔥……剁成醬，蘋果切成粒，混好以後，加進幾湯匙野山茶油或者橄欖油。

蕎麥蜜糖，生蕎麥蜜糖是極強的天然抗生素。

洋蔥也有極高的提升抗體作用，把生洋蔥剁成醬，蘋果切成粒，混好以後，加進幾湯匙野山茶油或者橄欖油，再加一些生蕎麥蜜糖，醬油調味，當沙律吃。

澳大利亞的研究人員也發現椰子油抗流感的功效好，雜誌《澳大利亞人》在重要版面刊登了關於椰子油的食用功效；椰子研究發展中心主席布魯斯菲佛博士在《椰子療效》（Coconut Cures）書中說椰子油「可以摧毀很多細菌和病毒的脂質外層，包括腸道寄生蟲、皰疹、愛滋病毒、流感病毒、SARS等」，肯定了椰子油可以對抗侵犯肺功能的病毒，譬如SARS、禽流感、和肺炎菌。吃法：每天三湯匙椰子油，加入飯中、麥皮中或蔬菜沙拉中。（生蕎麥蜜糖和椰子油在「香港心腦保健會」都有。）

嚴選增加抗體法（上）

再提供一些增加抗體能力的方法。

一、根據法國的研究結果，每日平均進食五種以上蔬菜水果的人免疫力有顯著提高。五種水果與蔬菜的總量大約為二百五十克左右，而且品種應當經常更換。這個很符合中國人的說法，但我們的研究更徹底：每天吃五種不同顏色的水果和蔬菜，根據中醫的理論，五種顏色代表我們內臟的五種性質——金木水火土。

二、十一點以前睡覺，人體會產生一種稱為胞壁酸的睡眠因素，促使白血球增多，巨噬細胞活躍，肝臟解毒功能增強，體內的兩種淋巴細胞數量明顯上升，對抗入侵細菌和病毒功能大增。

三、巨大的心理壓力會導致荷爾蒙失衡，對人體免疫系統產生抑制作用，容易受到感冒或其他疾病的侵襲。讀者中男女的不孕症不少，大部分都由於工作壓力影響荷爾蒙平衡而起。調整心態非常重要，不要害怕壓力，也不要厭倦壓力，把壓力看作是生活不可分割的一部分，平時養成午睡片刻的習慣，多喝水、蔬果汁、蜜糖水。每天運動三十到四十五分鐘，每週五天，持續十二週後，免疫細胞數目會增加，抵抗力也相對增加。細胞需要從陽光中呼吸氧氣，相反，癌細胞見光死。

我們的內臟好比是個原始森林，好菌與壞菌每時每刻在開仗，我們的責任是通過飲食和休息去扶助這群為我們打仗的好菌。

嚴選增加抗體法（下）

繼續提供一些增加抗體能力的方法。

四、甜食、太鹹、油脂、煎炸食物會令身體中的免疫細胞變得慵懶，抑制淋巴球的形成，使免疫機能受損。這就說明了市面習慣的中式素食為甚麼與健康拉不上邊，整個中式素食的結構就是太甜、太鹹、油脂、煎炸，還要加上人工色素。

五、戒煙，尼古丁使血管痙攣，呼吸道與肺黏膜因為得不到氧氣而成為癌細胞的溫床。少酒，酒精嚴重削弱免疫細胞的正常功能。

六、改善腸道健康，增加益生菌（譬如腸道雙歧桿菌、乳酸桿菌），這些益菌群具有免疫原性，人體自己的免疫淋巴細胞在這些益生菌鼓勵下，會分裂繁殖，還能調動非特異性免疫系統去吃掉病毒、細菌、衣原體等各種外來微菌。我們的內臟好比是個原始森林，好菌與壞菌每時每刻在開仗，我們的責任是通過飲食和休息去扶助這群為我們打仗的好菌。

七、每天泡腳，泡腳後揉腳心，腳心中央凹陷處是腎經的湧泉穴，方法：盤腿而坐，左手握住左腳趾，右手掌面搓右腳心，來回連續搓一百次。換腳，也是來回連續搓一百次，早晚均可。手掌心凹陷處是心包經絡勞宮穴，也經常按搓。

八、每天撞牆。撞牆法參考《嚴浩特選秘方集》第二集。

素食也要講智慧（上）

素食和修行有甚麼必然的關係嗎？這個問題我花了三十年去體會，去觀察，從書本中，從朋友中，從修行者中，從素食者中，從雜食者中……

三十年後的總結：這並不是一個必然的真理，其中的關係，只是如人飲水，冷暖自知。那麼素食和健康有甚麼必然的關係？還是同樣只有相對的真理。可以肯定的是：癌細胞的食物是肉；還有，全素食者，有缺少維他命B_{12}的危險。

缺乏維他命B_{12}的通症：經常性體虛、神經衰弱、精神憂鬱、惡性貧血、脊髓變性、神經和周圍神經退化、以致行走說話困難，還會舌、口腔、消化道的粘膜發炎。全素食的修行人可能產生幻聽、幻覺，這時候立即喝一些牛奶會有短時期的改善。如果從出生就素食，有可能在學習期間就出現注意力無法集中的毛病。小孩缺乏維他命B_{12}的早期表現為精神情緒異常、表情呆滯、少哭少鬧、反應遲鈍、愛睡覺等症狀，最後會引起貧血。

這裏說的全素食，是中式的素食：飲食結構以澱粉為主，用一般商業食用油，大油，大鹹，嗜甜，全熟食，吃假肉。所以至少在香港的全素食者中，患有糖尿病、心血管病的人比比皆是。

但切記：維他命B_{12}是人體每天需要量最少的一種，過量的維他命B_{12}可出現哮喘、蕁麻疹、濕疹、面部浮腫、寒顫等過敏反應，也可能引發神經興奮、心前區痛和心悸。維他命B_{12}攝入過多還可導致葉酸的缺乏。所以只建議從食物中攝取活性的維他命B_{12}。

素食也要講智慧（下）

維他命B_{12}的主要食物來源：牛肝、牛腎、豬肝、豬腎、豬心、牛肉、青魚、蝦、雞蛋、龍蝦、比目魚、蟹類，以及發酵後的食物，譬如臭豆腐、豆豉、豆醬、醬油、納豆、泡菜等。

韓國的百歲人瑞少油少肉，多穀物和蔬果。他們的維他命B_{12}食物來源，多來自海苔和發酵食品，並且也沒有吃B_{12}補充劑，所以純蔬食者只要飲食得宜，不會得維他命B_{12}缺乏症狀。比較中式素食的菜單，除了醬油與腐乳外，幾乎從來沒有發酵的食物。素食中，有兩種海苔（紫菜）含B_{12}最高：（每一百公克）乾綠海苔（六三．九）、乾紫海苔（三十二．三），其他的，譬如啤酒酵母（○．三五）、味噌（○．○八）、天貝（○．○八）、泡菜（○．○二），雞蛋（一．○）及牛奶（○．六）。

不建議吃維他命C丸子，每餐服用超過一克維他命C，可能會阻礙B_{12}的吸收。

素食、長者、使用避孕藥、經常喝酒、抽煙、懷孕、產後，尤其是正在減肥者，必須注意葉酸（譬如生的蔬果汁）與維他命B_{12}的攝取。不建議吃維他命C丸子，每餐服用超過一克維他命C，可能會阻礙B_{12}的吸收。

螺旋藻（Spirulina）雖然含高量B_{12}（一二一七至二四四微克），其中因為百分之八十三都是B_{12}類似物，真正的B_{12}只佔百分之十七，這些高比例的假B_{12}不僅難以吸收，並且還會阻礙真B_{12}的代謝功能。各地產的藍綠藻（Cyanobacteria）產品也一樣，這些B_{12}類似物是微生物自己用的維他命，但是人類卻無法利用。

牙周炎與生痱滋

椰子油的治療功效與治療範圍在實戰中被不斷開發和證實。譬如牙囊炎，我自己因為上火而引起的牙肉腫、牙痛，就是用椰子油治好的。讀者也有同樣的經驗。

Alvina Ho小姐：「上下智慧齒周邊牙肉經常腫脹和很敏感，經朋友介紹，晚上含椰子油半湯匙一至二分鐘，不漱口留過夜。我試了數夜，腫脹消失，但敏感問題未有改善。天氣涼後椰子油變硬，只好切片如牛油般直接放入患處，像敷藥，很快被吸收了，一星期過後奇蹟出現，喝涼水，吃酸東西，刷牙……等等舒服多了。」

椰子油有很好的消炎作用，我建議一個治牙痛、治牙周炎的方法：

椰子油加雲南白藥同樣可以治口腔潰瘍(生痱滋)。

椰子油加雲南白藥。雲南白藥活血化淤、消腫止痛，可以治療因齲齒(爛牙)、牙周炎等所致的牙痛。

做法：用椰子油做油拔法十至十五分鐘，吐掉，鹽水漱口，用一種叫「雲南白藥牙膏」刷牙。之後，用牙簽挑取少許雲南白藥粉末放入湯匙，然後放一滴椰子油調成糊狀，再用牙簽挑取雲南白藥糊塞入齲洞、牙周或牙根部。禁食辛辣刺激的食物。

椰子油加雲南白藥同樣可以治口腔潰瘍(生痱滋)：用椰子油做油拔法十至十五分鐘，吐掉，鹽水漱口，用一種叫「雲南白藥牙膏」刷牙。之後，將雲南白藥粉用消毒棉簽直接塗在患處十五分鐘。

以上兩種牙病都建議每日塗藥六至十次，睡前再做一次油拔法，然後再敷上藥粉。禁食辛辣刺激的食物。

有些人習慣在為寶寶洗澡之前，先用茶油塗在寶寶的肚臍上，寶寶就不容易在洗澡的時候著涼。

寶寶健康山茶油

寶寶腹瀉，大便次數多了後，屁股變得紅紅的，不要為寶寶用沒有稀釋的肥皂和洗頭水。

清潔完畢以後，也不要用爽身粉，爽身粉會刺激寶寶的皮膚，使到皮膚更紅，爽身粉中含有鉛、氧化鎂、硫酸鎂等成分，有可能對寶寶的呼吸系統引起傷害。野山茶油是很好的護膚油，在為寶寶清潔後塗一點野山茶油，有很好的護膚作用，不需要用熟的油，生的就可以。

有些人習慣在為寶寶洗澡之前，先用茶油塗在寶寶的肚臍上，寶寶就不容易在洗澡的時候著涼。有些初生的寶寶頭皮上有一層黑黑黏黏的東西，不容易洗掉。用野山茶油塗在上面，過一會就會軟化。軟化後用清水加一點嬰兒洗髮水，重複一、兩次便可以洗掉。洗髮水要大量稀釋，不要直接塗在嬰兒頭皮上。

如果口腔潰瘍（痱滋），用野山茶油做油拔法。記得弟妹都小的時候，一感冒最怕嘴裡長泡泡，就是口腔潰瘍。我也試過，一長可以長一嘴，有十來個一點不出奇，那個痛苦真是難忘。那時候媽媽聽見我們哭得慘，但沒有甚麼辦法，只有一種法寶叫「龍膽紫藥水」。這東西很苦，但可以吃，就把這紫藥水塗在我們的嘴巴裏。

現在知道可以用野山茶油做油拔法了，一天多做幾次，同時，也可以倒一湯匙油直接喝下肚，野山茶油有很好的清火作用。爛嘴角，也可以塗一點野山茶油。如果燙傷，第一時間塗野山茶油。家中有一瓶野山茶油，可以起很多作用。（「香港心腦保健會」有高質量又絕對超值的野山茶油）

腦力勞動者肯定比體力勞動者需要更多的睡眠，我自己就是在老睡不夠的狀態中。

睡眠問題一、二、三（上）

「我昨天晚上睡得不好，老醒。」這可能是最流行的話題。

到底睡眠狀況要怎樣才叫正常？荷蘭一位對健康很有心得的作家Arnaud van der Veere寫了一本書，叫「A Good night sleep」，翻譯者叫王政，書中有很多重要的新資料。

他這樣說：「需要多少睡眠因人而異。體力勞動者比腦力勞動者需要更多的睡眠，工作繁忙的人比閒散的人需要更多的睡眠。這還與年齡密切相關。生命中的第一個七年，我們每天需要十二至十六小時的睡眠（〇至七歲）。第二個七年，我們每天需要八至十二小時的睡眠（七至十四歲）。第三個七年，八小時（十四至二十一歲）。第四個七年，六至八小時（二十一至二十八歲）。第五個七年，六至七小時（二十八至三十五歲）。第六個七年，五至六小時（三十五至四十二歲）。第七個七年以及以後，少於六小時。具體時間取決於日常活動量。」

其實看到這裏，我已經有異議，腦力勞動者肯定比體力勞動者需要更多的睡眠，我自己就是在老睡不夠的狀態中。不過他又說：「睡眠多長時間算夠，屬於個人問題。……想知道自己究竟需要多少睡眠，找出答案的最好方法，是回憶一下自己在睡得很少和很多的兩種情況下，身體與精神的反應。一般而言，當你睡得很少的時候，第二天一整天都會感覺困乏，而且頻繁地打瞌睡；如果你睡得過多，第二天也會感覺懶洋洋，頭昏眼花。」

睡眠問題一、二、三（中）

書中還討論了各類人群的睡眠時間：

「懷孕的女性比同齡女性多兩到三個小時的睡眠。年齡越大，需要的睡眠越少。有一半年齡超過六十五歲的人，經常出現睡眠障礙。許多老年人的深度睡眠時間很短，甚至完全沒有。」

平時不活躍，需要的睡眠時間也會減少。上年紀的人共同的生活狀況是已經退休，沒有精神寄託，社會活動極少，有些還因為健康問題而服藥，這些都會影響睡眠質素，這個不可不知。

書中也解釋：「睡眠紊亂有可能只是一個感覺問題，有些老年人

平時不活躍，需要的睡眠時間也會減少。

覺得自己存在上述問題，可事實上他們並沒有，只是他們的身體並不需要這麼多的睡眠，而他們自己不知道罷了。」

以下是一些很新穎的觀點：「長期以來，每晚需要八小時睡眠的說法一直左右着我們的思想，我們上床時便想着『我今天得睡夠八小時，要不然就是睡得不好』，親愛的讀者，『八小時睡眠』已經被證明是一個謊言，可是，它還在被許多專家和書籍到處宣傳。」新的觀點是睡眠以週期計算：「一個完整的睡眠週期大約持續九十分鐘，每個睡眠質量不錯的週期，能給我們提供四個小時的活動精力。所以，九十分鐘睡眠提供四小時活動的精力；二個九十分鐘睡眠提供八小時活動的精力；三個九十分鐘睡眠提供十二小時活動的精力；四個九十分鐘睡眠提供十六小時活動的精力。也就是說，睡過九十分鐘之後，有四小時你會是很活躍的；如果睡了兩個睡眠週期，即僅僅三小時，你就能夠工作八小時，這可是一整天的工作時間了。

睡眠問題一、二、三（下）

以一個睡眠週期九十分鐘來算，這本書的作者說：

「世界上有四分一的人每天睡眠少於兩個睡眠週期（三小時）；世界上有一半人每天睡眠少於三個週期（四個半小時）；世界上另外四分一人每天睡眠超過三個睡眠週期。」知道了嗎，世界上只有四分一人一覺睡到天亮，其中，只要一覺睡多過四個半小時已經算是少數幸運兒了！

作者又說：「過去，熱帶、亞熱帶地區的人們的睡眠規律是：每晚睡五小時左右，在下午睡大約一個睡眠週期。」過去的意思，應該是沒有冷氣機的時代。當然，我們睡的週期越多，精力就越充沛，「但老人的社會活動減少，最好的睡眠方式是「李青雲Style」——睡似狗。

是為甚麼你非要認為，一個晚上少睡了幾小時就是沒睡夠呢？為了四個小時的工作，我們只需要睡夠一個週期，你上床時想着這點就行。額外的睡眠都是禮物，但並不總是不可或缺的。」午睡很重要，也是所有動物的自然行為，其中的好處已經被人類兩千多年的歷史證明。

老人的社會活動減少，最好的睡眠方式是「李青雲Style」——睡似狗。李青雲是有記錄的最長壽的人，生於公元一六七七年（清朝康熙十六年），卒於公元一九三三年，歷經二百五十六年（一說二百七十三年），可以確實考證到的是活了一百七十歲以上。狗的睡眠沒有白天、黑夜的概念，想睡就睡，而且平時的生活狀態就是睡眠、假寐為主。但李青雲也是練氣功的人，即使是靜態，身體中的氣還在有意識的運行。我在《嚴浩特選秘方集一》中的「東坡養生法」中介紹過有效的氣功練法。

長命的香港人

根據二〇一〇年聯合國人口基金會的公佈，香港男、女壽命位列全球第二，男人預期壽命七十九點六歲，女人八十五點三歲。

冰島的男人平均預期壽命八十點四歲，日本女人八十六點五歲。最長壽男人頭三位是冰島、香港和瑞士，日本第四；最長壽女人是日本、香港和法國。最短命的國家是阿富汗，男、女預期壽命只有四十四點三歲，國家太亂、太窮了。（根據香港政府統計處二〇一三年的公佈，香港男女性平均壽命已經位列全球第一。）以上對年齡的演算法，是算一個人已經活了多長時間，然後做一個平均數，但根據科學家新的研究，這樣的演算法，得出的結果是片面的，正確的演算法，是看一個人還有多少年可以活。

人類到底可以活多長時間？古希臘學者亞里士多德指出：「凡動物成熟期長的，壽命也長。」譬如比起小狗的一歲已經是人的七歲，人就比小狗長壽。這個亞里士多德真是博學，他不但懂科學，還懂講故事的結構，好萊塢的劇本結構為什麼在總體上比其他國家的商業化，很大的原因是符合亞里士多德所總結的故事結構起承轉合的原則。在中國，根據《黃帝素問》上説，人的天年是一百歲，在《尚書・洪範篇》，人的天年是一百二十歲。天年換成現代話，就是預期壽命。一百二十歲，不要以為是老祖宗不負責任的吹水，近代的虛雲老和尚就活了一百二十歲，這位老人家的一生不是一天到晚在打坐養生，他經歷了近代中國最動盪的時代，還到處講經起廟，一百歲的時候遇上了文化大革命，被來寺廟搶錢的革命派吊起來打。即使是這樣，他還是活到了天年，一百二十歲。

「安享天年」是幾年？

不知道我們老祖宗的百歲天命論是怎麼統計出來的，可能是憑觀察吧：

發現周圍的老神仙都是活到一百歲到一百二十歲後終，於是有這一番結論。近代的老番科學家則有三種測算人類天年的方法，一是根據性成熟期的測演算法，老番說，哺乳動物的壽命是其性成熟期的八至十倍，因為人的性成熟期是十四至十五年，據此推算，所以人的壽命應是一百一十至一百五十歲。比較貓的性成熟期是一歲，所以貓的天年是十歲。中小型狗一歲至歲半，大型狗是兩歲，所以狗的天年是八歲到二十歲。我不知道狗可以那麼長命，不過何超儀告訴我，她的狗已經十五歲，是我知道的最長命的狗。一般小型狗性成熟較早，而人的性成熟期是十四至十五年，據此推算，所以人的壽命應是一百一十至一百五十歲。

大型狗性成熟較晚，如果這樣算，大狗會比小狗長壽。

在西方，第一個把人歸納在哺乳動物類的是十八世紀法國博物學家「布豐」（Georges-Louis Leclerc de Buffon），在教會勢力最強盛的時候，他公然說，人類的進化並不是如聖經所說的「亞當、夏娃」，他宣導生物轉變論，對後來的進化論有直接的影響，達爾文稱他是「以現代科學對待這個問題的第一人」。但在一七四九年，他被巴黎神學院指控為離經叛道，要求給以「宗教制裁」，布豐被迫聲明自己無意反駁聖經，把書中「自然」的字眼改成「上帝」。「正統論」的絕對統治權威，三百年以後，還活在中國人的血液裏，這個「論」真長壽！

智慧齒中的密碼

十八世紀法國博物學家「布豐」的「布豐壽命系數」，具體就是生長期測演算法。

注意他是被稱為「博物學家」，從前的學者很博學，比如布豐，他的頭銜是：數學家、生物學家、宇宙學家和作家。是他第一個提出人和猿可能來自同一個祖先，只是這個論點，已經觸怒了教會的上帝造人說。他的著作有鴻文三十六卷，概率論上的布豐投針問題以他命名，布豐探討了太陽系的根源，推測行星是由太陽和彗星碰撞而成的，根據鐵的冷卻率，他推論地球年齡應為七萬五千年，遠遠超過教會聲稱的六千年，為此，教會把他的書一把火燒掉。他老父本希望他修讀法律，但他不是搞法律的材料，到了後來改念數學，天份才顯現。

根據布豐的研究，哺乳動物的自然壽命相當於它生長期的五至七倍。

一個這樣的天才，後來居然參與了一場無厘頭決鬥，被逼離開大學，可見天才也有EQ的問題。他與「法蘭西最優秀的詩人」、「歐洲的良心」伏爾泰共世，他藉以為生的工作，竟然是巴黎御花園（後來的法國植物公園）的管理員，但是在他的任期間，他將這個皇帝的花園變成研究中心兼博物館，而公園面積和裏面的植物品種亦大大增加，他的生平，好像一個電影故事。

根據布豐的研究，哺乳動物的自然壽命相當於它生長期的五至七倍。人的生長期是用最後一顆牙齒（智慧齒）長出來的時間來計算的，大約需要二十至二十五年，據此推算，人的最高壽限應是一百至一百七十五歲。

但是太富裕的社會，也會為人減壽，那完全是吃死的，懶死的，人把自己吃死了。

人人可活百二十年

從總體講，社會越富裕，人的壽命越長。

在原始社會，平均壽命不過二十歲，從一九五〇年到二〇〇五年，世界人口預期壽命從四十六歲上升到了七十點五歲。現在大陸人均壽命是七十四歲，香港大約八十歲。我國在周朝的時候，那是大約五千年前，不過十八歲。北朝時候的北周，平均每帝僅享年廿二歲，是歷代王朝中，帝王平均壽命最短的，北朝(西元三八六年至西元五八一年)是我國歷史上與南朝同時代的北方王朝的總稱，其中包括了北魏、東魏、西魏、北齊、北周等數個王朝。武則天即位時已經六十七歲，去世時八十一歲，很長壽。

但是太富裕的社會，也會為人減壽，那完全是吃死的，懶死的，人把自己吃死了。

隨着科學的進步，對人的天年又有了新的研究結果。一九六一年，美國的老年學家海弗利克從細胞學的研究實驗中分析推算，人體約由五百億個細胞組成，其中大部分從胚胎時期就開始進行分裂，大約進行五十次分裂後，細胞便完全死亡，人也就盡天年了，海弗利克從細胞分裂次數推算：人類壽命應在一百二十歲以上。又據九十年代出版的美國《未來學家》雜誌報道，科學家們在抗衰老方面已取得了很大的進步，如果這些科技發展成熟並運用於實踐，人類壽命將活到一百五十歲乃至更長。美國衰老生物學家Hayflick推算人類最高壽命為一百二十歲，他還預計，人類如果能戰勝心腦血管疾病和癌症之後，人類的平均壽命將會增長十七歲。(《半畝田》在過去三年中一直在這方面努力，在與讀者的互動中，也已經找到了相關的食療。)

史上有證最長壽

老番講究證據，認為：世界上最無可爭辯、最有真憑實據、被證明是最長壽的人，是一位女士Jeanne Louise Calment，法國的詹妮．路易．卡門。

她生於一八七五年二月二十一日，死於一九九七年八月四日，享年一百二十二歲一百六十四天，她有一個兄弟活到九十七，父親九十三，母親八十六，但她比自己的女兒和孫子都長壽，所以長壽是遺傳基因的說法，並不是真理。她的上一輩和下兩輩都不如她長壽，《半畝田》相信，生命是神秘的，但有六成掌握在自己的手上。

現代人懶得要死，這位卡門老奶奶在八十五歲的時候，沒有把自己關在老人院中等死，她竟然去學劍擊，劍俠唐璜的風流倜儻，在她的心目中，是沒有年齡和性別的。到了一百歲，她還在踩單車，背後掛着她那把寶劍；到了她一百一十歲的時候，她在家裏舉炊失火，這時候大家才醒悟過來：「哎呀！老太太已經一百多歲了，怎麼還在照顧自己呢？」於是才把她搬到療養院去。

在療養院中的老太太還是活的生氣勃勃，可以自己走路，快到一百一十五歲生日前一個月，她不小心摔了一交，那時候已經是一九九〇年，醫生為她換了一個金屬髖骨，媒體報道說，她是史上有記錄的最高齡外科手術病人。在這以後，老太太只好坐輪椅，但社會上來看她的人仍然前踵後履，門限為穿。終於她到了一百二十二歲，累了，想退出公眾的視線了，她說：「這一下，我有時間走了。」果然，五個月以後，她欣然離世。

長壽男人的自白

根據老番的記錄，世界上有記錄的最長壽的男人是一個荷蘭籍美國人，叫Christian Mortensen，莫探生。

如果我們中國人多一個心眼，把自己國家的長壽老人做一個記錄，近代最長壽的男人很可能是我們的虛雲老和尚。莫探生，一八八二年八月十六日至一九九八年四月二十五日，活了一百一十五歲二百五十二日，生前做過裁縫、農民、送牛奶人、侍應、罐頭廠工人。他一生只結過一次婚，不到十年就離婚，沒有孩子，也沒有再婚。九十六歲的時候，他自己踩單車去一家老人院，告訴職員他留下不走了，這一留就是一輩子。

人家問他長壽的秘密，他說：「朋友滿屋、雪茄抽抽、喝好水、不喝酒、樂觀正面、開開心心多唱歌。」

我們一般會說，要長壽必須戒煙少酒，但是莫探生完全是另外一回事，他嗜好雪茄，堅持說，「少抽點沒關係」，很多煙鬼看到這裏大概會拍手，只是各有前因莫羨人，人家到了九十六歲還可以爬上單車，反過來請看看老人家您自己的健康狀況。莫探生飲食清淡，這一點比較符合壽星的形象，老外傳記作者特別強調一點：他喝熱開水！有此一驚呼，是因為老番們都習慣喝涼水，叫他們喝熱水，好像叫他們喝毒藥。

不過一切有代價，抽煙傷肺又傷肝，他晚年的時候完全瞎了，只好整天坐在輪椅上聽收音機。一百一十五歲的時候，人家問他長壽的秘密，他說：「朋友滿屋、雪茄抽抽、喝好水、不喝酒、樂觀正面、開開心心多唱歌。」喝好水，這一點沒有想過，法國礦泉水很有名，大概就是他所謂的好水。只是一方水土養一方人，我的讀者中有每天只喝法國礦泉水結果喝出灰指甲的，還是自己注意一下好。

「君子不獨居」……包括配偶離世後，與家人共同生活，也算在君子不獨居之內。要知道，孤獨比貧窮還可怕。

莫探生為何長壽

研究長壽秘訣的老番專家，對決定一個人是否能成為壽星，有以下幾條公認的條件：

一，單身比起與配偶共同生活的，與配偶生活的長壽。這與我們老中的說法一樣，老中說，「君子不獨居」，是一樣的道理。這其中，包括配偶離世後，與家人共同生活，也算在君子不獨居之內。要知道，孤獨比貧窮還可怕。

二，有較高學歷的，比沒有學歷的長壽。這一點，相信很多人都會在腦袋裏打個問號，如果是真的，中國最長壽的人應該是孔子，幾時輪到彭祖？甚至在老番中，近代最長壽的人也應該是牛頓，幾時輪到莫探生？不過這一點，老番專家在稍後有話說。

三，生活富裕的，比貧窮的長壽。這一點，在表面成立，但不是真理，美國是最富有的國家，比起埃塞俄比亞，美國人長壽，但是比起香港人，卻比香港人短命。

四，有高職的，比草根長壽。如果是真的，香港最長壽的人是那幾個，我們香港人比上帝還知道得清楚。

五，戒煙少酒。這一點，應該無可爭議。

但是比起工廠流水線做出來的洋娃娃，上帝做的人真的不是鐵板一塊。比如上面的幾項壽星原則，就不適合莫探生。莫探生獨居、抽煙、完全沒有高等教育、沒有社會高職、低收入、絕對草根。既然是這樣，莫探生為甚麼長壽？他又掌握了甚麼長壽秘訣？

長壽有密碼嗎？

「智慧齒中的密碼」一文引起讀者的一些關心。

讀者Tako說：「今天讀過『智慧齒中的密碼』，覺得挺有意思，也心生一問，本人年過三十也未有智慧齒，早年牙科檢查已問牙醫，照過X光也表示牙骨中未有智慧齒的齒胎，醫生說有少數人是基因遺傳沒有智慧齒的，如是者，天齡如何計算？」另外一位讀者Mandy說：「我今年四十多了，一隻智慧牙齒都未出，所以用來定生長期是不確信的。」

老番的牙齒推算天年法，指的是整個人類的平均天年，不是指個人的牙齒生長狀況，而且這個演算法，也只是幾個計算方法中的一個。

一百二十，這是上天賦予我們人類的天年，一百二十歲，每人都應該活一百二十歲。

其中比較科學的演算法，我也已經介紹過，是引用細胞分裂法。人體約由五百億個細胞組成，其中大部分從胚胎時期就開始進行分裂，大約進行五十次分裂後，細胞便完全死亡，人也就盡天年了。從細胞分裂次數推算：人類壽命應在一百二十歲以上。所以根據前幾天的資料，從我們老祖宗幾千年前的智慧，到近代老番的多種測算方法，都得出一個相同的數字：一百二十，這是上天賦予我們人類的天年，一百二十歲，每人都應該活一百二十歲。

但是天年好比禮物，上天賦予一個人禮物，也要這個人懂得去打開禮物，最終的結果，有百分之六十的壽命由自己控制。昨天說的莫探生，按老番的長壽定律，是不應該長壽的，但是他活了一百多歲。

上帝也是生意人

除了莫探生，還有幾位壽星的飲食習慣也讓老番學者想不通。

波多黎各人 Emiliano Mercado del Toro 活到一百一十四歲，有人問他的飲食習慣，如果是中國人，他可能會說：「靈芝、冬蟲夏草、人參燉烏雞……」，但是這位壽星吃的很簡單，水煮黍米、蒸魚、奶酪煮菜，每天一樣。老壽星自己説，他的長壽秘訣是搞笑，甚麼都可以玩，不好笑也要搞個笑出來。他不會等人搞個笑出來他笑，人家不搞笑，他去搞，人家不笑他也不計較，萬事不計較。有個原籍台灣的日本人叫安藤百福，他活了九十六歲，他是日清拉麵的創辦人，拉麵不是健康食品，但是他每天都要吃雞湯拉麵，還説這就是他的長壽秘

老壽星自己說，他的長壽秘訣是搞笑，甚麼都可以玩，不好笑也要搞個笑出來。

訣，除此以外，他打高爾夫球，但是大部分的時間他其實坐在車上，看人家打。壽星的飲食都很簡單，從來沒有提到一個補字，古今中外沒有一個壽星是因為吃冬蟲夏草、人參鹿茸而長壽的，飲食注意營養均衡自然長壽。

我們的社會習慣性地將萬物與錢掛鈎，萬事可以用錢解決，從房子車子到飲食、從教育到藝術收藏，然後延伸到道義法律和社會秩序，錢能買到以上所有的東西，但是注意，錢買不到才能、品味和福氣，也不要幻想可以買到長壽和健康。朋友想改變體質，參加了一個另類治療，花了兩萬港幣，買來一大堆維他命，每天吃一把，吃得胃痛，病一點沒有好，但是心理很好過：我為健康花過大錢了。花大價錢如果等於可以解決健康問題，上帝也可以做生意人。

專家發現的長壽老人共同點，是熱愛生活，正面思維，不鑽牛角尖，隨和，萬事不煩心。

壽星的共同性

甚麼人長壽，甚麼人不長壽，是很難歸類的，但是專家發現，壽星的身上都有一些共同性。

一，喜歡搞笑。很多壽星都是頑童，喜歡起哄，喜歡唱歌，哪怕是荒腔走板也要唱，每一秒鐘都是賺來的，所以每過一天都是個節日，開開心心過每一分鐘。

二，學者的研究發現，大部分的壽星一直到九十多歲，還堅持自理，有的一百多了還自己做家務，上超市。我認識一些老人家，自從退休之後便辭退家傭，每天自己打掃家居、購物、做飯、爬高上低換燈泡。他們不是要量入為出，而是要讓自己活動起來，四肢不懶不只是身體健康的保證，最重要是保持老人不痴呆。

三，專家發現，老頑固不重要，對某些世情的看法，老人家已經定了型；專家發現的長壽老人共同點，是熱愛生活，正面思維，不鑽牛角尖，隨和，萬事不煩心。如果遇到不想知道的事，把助聽器關掉，要帶老花鏡的，把眼鏡摘掉。

四，經常吃魚，Omega 3很重要。芝麻、核桃、花生、初榨橄欖油、野山茶油、亞麻籽油……是不可以缺少的。

五，要有朋友，要有愛好，打麻將對保持頭腦年輕很有效，打乒乓球更好，對保持頭腦、身體的健康極好。其他如下棋、養花、養寵物、集郵、打拳、卡拉OK……能夠堅持每天做的，都好。

六，適可而止，為之中庸之道。即使有愛好，也不可以過量，所有的壽星都不縱慾，應收即收。

耶和華說人壽命

讀者Eddie寫信來說，在清嘉慶年間，廣西巴馬縣少數民族中，有一位壽星活了一百四十三歲，我查了一下資料，原來廣西巴馬縣是個長壽鄉。

在二〇〇三年十一月，國際自然醫學學會向廣西巴馬瑤族自治縣人民政府正式頒佈了「世界第五個長壽鄉」的證書。世界長壽鄉分別在中國的新疆(和田市及塔什庫爾干)、廣西的巴馬縣，另外在巴基斯坦、南美的厄瓜多爾，前蘇聯的格魯吉亞，和長壽國日本。資料說，「科學家的研究證明，人類的自然壽命至少可以活到一百歲，在現實生活中，已在五大長壽鄉和長壽國中得到了證實。」嘉慶十五年十一月，廣西宜山縣知縣周冕發現永定土司境內有一位一百四十二歲的壽星，

資料說，「科學家的研究證明，人類的自然壽命至少可以活到一百歲，在現實生活中，已在五大長壽鄉和長壽國中得到了證實。」

他的名字叫藍祥，嘉慶皇帝看到廣西巡撫錢楷的奏摺非常高興，送錢送壽匾。

還有一位讀者SFX說，有關人的壽命，聖經舊約創世記有此記載。創世記，第六章，一至四節：「當人在世上多起來、又生女兒的時候，神的兒子們看見人的女子美貌，就隨意挑選，娶來為妻。耶和華說：人既屬乎血氣，我的靈就不永遠住在他裏面；然而他的日子還可到一百二十年。那時候有偉人在地上，後來神的兒子們和人的女子們交合生子；那就是上古英武有名的人。」似乎不論中國還是外國，在古時候，都把人的天年定在一百二十年。很感謝這兩位讀者的來信，讓我們長了見識。

一百一十六歲的四川樂山人杜品華，這位壽星一輩子吃素，到了一百一十歲，身體愈來愈不好，她開始吃一點肉，身體反而慢慢好了起來。

現代中國壽星

老番健康專家建議，每坐一小時，要起來走一分鐘，每天要吃一個雞蛋，還說，坐着看電視一小時，短命二十分鐘。

老番的研究總是反反復復的，發明維他命的時候，把維他命吹上天，現在又說同樣是維他命C，在藥丸子裏的和在水果中的就不一樣。二十年前，說雞蛋黃有多不好，現在又提倡吃雞蛋黃；三十年前，說跑步有多好多好，後來提倡跑步的老番專家老了以後又自己反駁自己，說跑步傷膝蓋。其實一切都講究適中，適中就是中庸，維他命不是全都不好，但既然可以吃水果蔬菜，為甚麼要吃藥丸子？跑步就真的不如走路，至於雞蛋，如果準備一天吃兩個或者以上，就要少吃肉。

二〇〇二年，上海大世界基尼斯總部發現了一個最長壽的人，她是一百一十六歲的四川樂山人杜品華，這位壽星一輩子吃素，到了一百一十歲，身體愈來愈不好，她開始吃一點肉，身體反而慢慢好了起來。專家在她身上發現了一個有趣的故事，記者去訪問她的時候，她已經一百一十六歲，她的鄰居「才」八十四歲，鄰居說，他小的時候，壽星就將近四十歲了，只曉得她信佛，每天只吃素，人好得很，從不生氣，成天笑哈哈的。記者在壽星家門前的曬穀場上，看見老人「聽力驚人，思維敏捷，談話風趣，手中拿着一個李子，一邊用她碩果僅存的一顆牙齒慢慢地吃着李子，一邊大聲地與記者聊天。」

科學的飲食結構

百歲壽星杜品華生長在農村，本來已經十分艱苦。

她從光緒開始，經歷了八國聯軍亂華、孫中山鬧革命、國共內戰、五六十年代農村到處餓死人的日子、文化大革命……壽星全都經歷過。老人出生於一八八六年四月二十二日，四歲的時候就失去了雙親，靠吃山上的野菜、野果過活，在七歲的時候，被當地的寺廟收養，十二歲的時候遇到了人販子，把她賣了，「老子當天晚上就跑出來了！」

從前的坎坷，壽星當鬧劇笑談，後來她嫁給了一戶農民，每天吃蘿蔔菜、番薯粥，三十六歲時，生下了唯一的女兒，「連做月子都沒吃過一頓好的，全是素。」後來在一百一十歲的時候重重地摔了一交，

她一百一十歲身體受到重創後，要靠自身機能康復起來就十分困難了，借助油葷營養調養身體恰到好處

手腳逐漸癱瘓，她的養子勸她吃點肉，但壽星從來沒有吃過肉，「那時是因為生活困難，後來就變得不想吃了，吃了就生病，聞着油味就難受。」摔交以後，她想，反正沒幾天好活的了，「也就試着吃了點，沒想到身體逐漸好了起來。現在也能吃點肉，但不多。我最喜歡吃蔬菜、水果，不太愛吃甜食，煙酒從來沒有沾過。現在只剩下一顆牙齒了，只吃些軟的東西，比如茄子甚麼的。」

專家認為，老人無意之中改變了飲食結構，其實相當有科學性，她很少有病痛，身體健壯，得益於常年吃素和開朗的心態。但她一百一十歲身體受到重創後，要靠自身機能康復起來就十分困難了，借助油葷營養調養身體恰到好處。

本書功能依個人體質、病史、年齡、用量、季節、性別而有所不同，若您有不適，仍應遵照專業醫師個別之建議與診斷為宜。

嚴浩特選秘方集 4

編著
嚴浩

策劃
阿杮

編輯
林尚武

封面設計
朱靜

版面設計
萬里機構製作部

攝影
Alvin Lam

動作示範
Marsha

出版
萬里機構・得利書局
香港鰂魚涌英皇道1065號東達中心1305室
電話：2564 7511　傳真：2565 5539
網址：http://www.wanlibk.com

發行
香港聯合書刊物流有限公司
香港新界大埔汀麗路36號中華商務印刷大廈3字樓
電話：2150 2100　傳真：2407 3062
電郵：info@suplogistics.com.hk

承印
美雅印刷製本有限公司

出版日期
二〇一三年七月第一次印刷
二〇一九年六月第三次印刷

ISBN 978-962-14-5198-9